医療従事者のための
眼科学

監修
日本眼科医会

執筆
井上治郎
元・井上眼科病院理事長
渡辺好政
前・岡山大学客員教授
久保田伸枝
帝京大学医療技術学部客員教授
湖崎 克
前・医療法人湖崎会理事長

医学書院

医療従事者のための眼科学		
発　行	2001年1月1日　第1版第1刷Ⓒ	
	2020年8月15日　第1版第10刷	
監修者	日本眼科医会	
著　者	井上治郎・渡辺好政	
	久保田伸枝・湖崎　克	
発行者	株式会社　医学書院	
	代表取締役　金原　俊	
	〒113-8719　東京都文京区本郷 1-28-23	
	電話　03-3817-5600（社内案内）	
印刷・製本	三美印刷	

本書の複製権・翻訳権・上映権・譲渡権・貸与権・公衆送信権（送信可能化権を含む）は株式会社医学書院が保有します．

ISBN978-4-260-13770-6

本書を無断で複製する行為（複写，スキャン，デジタルデータ化など）は，「私的使用のための複製」など著作権法上の限られた例外を除き禁じられています．大学，病院，診療所，企業などにおいて，業務上使用する目的（診療，研究活動を含む）で上記の行為を行うことは，その使用範囲が内部的であっても，私的使用には該当せず，違法です．また私的使用に該当する場合であっても，代行業者等の第三者に依頼して上記の行為を行うことは違法となります．

JCOPY〈出版者著作権管理機構　委託出版物〉
本書の無断複製は著作権法上での例外を除き禁じられています．複製される場合は，そのつど事前に，出版者著作権管理機構（電話 03-5244-5088, FAX 03-5244-5089, info@jcopy.or.jp）の許諾を得てください．

『医療従事者のための眼科学』の発刊にあたって

　1978年に日本眼科医会から，眼科医療機関で働く従業員の教育を行う目的で，OMAの自宅学習と講習のためのハンドブックとして『眼科検査のすすめ方』が出版された。その後1983年に改訂版が，また1991年に第3版が発刊された。

　その後さらに10年がたち，眼科学も著しく進歩したので，今回それに沿って内容を充実させてOMAのみならず，看護婦やORTにも対象を広げた『医療従事者のための眼科学』を発刊することにした。

　発刊に当たっては今回も医学書院の協力を得て，井上治郎，渡辺好政，久保田伸枝，湖崎克の四先生に執筆をお願いして，前記の視点から『眼科検査のすすめ方』の内容を全面的に見直し，全く新しいものに書きかえてもらった。医療従事者の教育用として，よりよいハンドブックができたと自負している。

　現在眼科医療従事者として，OMAは試験合格者が毎年2,000名を越し，ORTは14の学校で学び，400名以上が国家試験に合格している。また眼科専門の看護婦も増加し，多くの講習会が開かれている。このような現状から適切な教科書の必要性は，今後ますます増えてくると思われる。

　眼科医療にとって大きな役割を果たしている眼科医療従事者の方々には，本書を十分に活用され，国民の目の健康のために努力されることを望む次第である。

　2000年12月

日本眼科医会会長　佐野七郎

目　次

1　眼科医療従事者とその心がまえ …………………………井上治郎…1

　　眼科医療従事者とは ……………………………………………………1
　　眼科医療従事者に望むこと ……………………………………………4

2　眼科の受付と問診…………………………………………井上治郎…7

　　受付業務 …………………………………………………………………7
　　問診のしかた ……………………………………………………………12

3　視器の構造 ………………………………………………渡辺好政…19

　　眼球の構造と働き ………………………………………………………19
　　視神経 ……………………………………………………………………24
　　眼球付属器とその働き …………………………………………………25

4　光学の基礎 ………………………………………………湖崎　克…30

　　光の性質 …………………………………………………………………30
　　幾何光学 …………………………………………………………………33
　　光学系としての眼 ………………………………………………………37
　　眼鏡レンズの種類 ………………………………………………………38
　　眼とレンズの関係 ………………………………………………………41

5　視機能とその異常 ………………………………………久保田伸枝…44

　　視力 ………………………………………………………………………44
　　視野 ………………………………………………………………………46
　　色覚 ………………………………………………………………………49
　　光覚 ………………………………………………………………………50
　　眼位 ………………………………………………………………………51
　　眼球運動 …………………………………………………………………51
　　両眼視 ……………………………………………………………………52
　　輻湊と開散 ………………………………………………………………53

　　　　瞳孔 …………………………………………………………………… 53
　　　　眼圧 …………………………………………………………………… 54

6　屈折・調節とその異常 ……………………………………… 湖崎　克 … 56

　　　　屈折・調節の成り立ち ……………………………………………… 56
　　　　屈折異常の種類と症状 ……………………………………………… 58
　　　　調節異常の種類と症状 ……………………………………………… 65
　　　　眼精疲労 ……………………………………………………………… 69

7　眼科薬理学 …………………………………………………… 井上治郎 … 71

　　　　点眼薬の使い方 ……………………………………………………… 71
　　　　各種薬剤 ……………………………………………………………… 72

8　眼疾患 ………………………………………………………… 久保田伸枝 … 84

　　　　斜視・弱視 …………………………………………………………… 84
　　　　眼瞼・涙器疾患 ……………………………………………………… 86
　　　　結膜疾患 ……………………………………………………………… 90
　　　　角膜疾患 ……………………………………………………………… 93
　　　　ぶどう膜の疾患 ……………………………………………………… 94
　　　　白内障・緑内障 ……………………………………………………… 95
　　　　眼底疾患 ……………………………………………………………… 97

9　予備検査 ……………………………………………………… 湖崎　克 … 100

　　　　視力検査 ……………………………………………………………… 100
　　　　眼鏡検査 ……………………………………………………………… 105
　　　　近見視力と輻湊の検査 ……………………………………………… 113
　　　　斜視の定性検査 ……………………………………………………… 116
　　　　眼圧定性検査 ………………………………………………………… 122
　　　　色覚検査 ……………………………………………………………… 123
　　　　外眼部検査 …………………………………………………………… 125
　　　　予備検査から二次検査へ …………………………………………… 126

10　屈折調節検査 ………………………………………………… 湖崎　克 … 131

　　　A. 屈折検査法 ………………………………………………………… 131
　　　　屈折検査のプログラム ……………………………………………… 131
　　　　角膜屈折検査法 ……………………………………………………… 134
　　　　他覚的屈折検査法 …………………………………………………… 136
　　　B. 調節検査法 ………………………………………………………… 150
　　　　調節近点検査 ………………………………………………………… 150

11　眼鏡とコンタクトレンズ ……………………………湖崎　克…152

A．眼鏡 …………………………………………………………152
屈折矯正の目的 …………………………………………………152
屈折矯正のプログラム …………………………………………154
眼鏡使用のプログラム …………………………………………156
わが国の眼鏡調整の問題点 ……………………………………157
処方箋の書き方と読み方 ………………………………………159
瞳孔（間）距離の検査 …………………………………………161

B．コンタクトレンズ …………………………………………164
コンタクトレンズの種類と適応 ………………………………164
問診と検査 ………………………………………………………167
コンタクトレンズの処方 ………………………………………169
管理，定期検査，合併症 ………………………………………171

12　その他の主な検査 ………………………………………湖崎　克…173
1. 視力・屈折・調節・眼鏡の検査 ……………………………173
2. 眼位・両眼視・眼球運動検査 ………………………………175
3. 色覚・光覚・視野検査 ………………………………………176
4. 前眼部・結膜・角膜・涙液検査 ……………………………177
5. 眼圧・隅角・瞳孔検査 ………………………………………178
6. 眼底・硝子体検査 ……………………………………………179
7. 眼写真術 ………………………………………………………180
8. 電気生理・超音波検査 ………………………………………181

13　視覚障害者の指導 ………………………………………久保田伸枝…182
視覚障害の種類 …………………………………………………182
視覚障害乳幼児の生活訓練 ……………………………………183
視覚障害児の就学と進路指導 …………………………………183
中途失明者のリハビリテーション ……………………………183
弱視レンズ ………………………………………………………185
拡大映像設備 ……………………………………………………190

参考図書 ……………………………………………………………191

索引 …………………………………………………………………193

1 眼科医療従事者とその心がまえ

眼科医療従事者とは

看護婦

　以前のように眼科医療がレッドアイクリニック中心で，診療と処置が主体であった時代には，眼科医と看護婦で眼科医療は成立していた。看護婦は，保健婦助産婦看護婦法により傷病者の療養上の世話，または診療の補助をなすことを業とする者をいうと規定されている。しかし医師の指示があったとき以外は，診療器械を使用して検査することは認められていない。

　看護婦は医師と同じく，養成学校で，特定の科目に片寄ることなく医学のすべてを学んでいるため，眼科独自の知識は不十分である。また多くの大学や病院では看護婦は一定年限で各科を回ることになっているので，眼科外来の検査の教育などは十分にできていなかった。しかし，最近では看護婦の世界でも全般的なことはもちろんであるが，1つの分野をさらに深く極めようという傾向が出てきている。その中の1つとして眼科を主に専門とする看護婦も誕生し，医療機関の病棟，とくに手術室で非常に重宝がられている。本書はそういう看護婦のためのものでもある。

視能訓練士（ORT）

　眼科診療形態の近代化に伴う看護婦の不足と，先に述べた看護婦のローテーションシステムにより，医師と看護婦のみでは十分に眼科外来の生理検査が行えなくなり，両者と一緒になって働くコメディカルが必要となった。そしてちょうど盛んになってきた斜視，弱視の訓練を主体とした視能訓練士ORT（orthoptist）が，眼科関係の国家資格をもったコメディカルとして（1971年，「視能訓練士法」が国会を通過）誕生した。当初の法律では，その業務は医師の指示の下

で，両眼視機能の回復のための矯正訓練および，これに必要な検査と規定されていた。その後，この業務のみでは範囲が狭く実状に合わないので，1994年に法が改正されて，医師の指示の下で眼科にかかわる検査のほとんどすべてを行うことが認められた。つまり眼科検査の助手が誕生したのである。現在養成校は全国で14校あり，卒業者は1999年までで合計3,613名となっている。視能訓練士協会の資料からその就職先および県別会員数を表1-1，2に示す。

OMA

このように眼科領域のコメディカルとしてORTが誕生し，次第に数を増やしているが，まだまだ全国の病院，開業医などの医療機関の需要を満たすまでにはいっていない。

日本眼科医会では，会員からの要請もあり，眼科医療機関で働いている職員に眼科に関する知識をもってもらうために教育を行い，いくらかでも診療や検査に役立つようにという意図でOMA（ophthalmic medical assistant）の養成を始めた。このOMAは毎年日本眼科医会の各支部が会員の医療機関の医療従事者を対象に，表1-3のような日本眼科医会OMA委員会の定めたカリキュラムに

表1-1　視能訓練士就職先

区　分	会員数（名）	
1．国立病院・療養所	31	1.4%
2．国立大学病院	70	3.2%
3．公立病院（都道府県市町村立）	376	17.2%
4．公立大学病院	15	0.7%
5．公立に準ずる病院 　（済生会，労災，厚生連，厚生年金，共済組合， 　　社会保険関係団体，事業協会，日本赤十字社， 　　官庁関係）	357	16.4%
6．私立大学病院	219	10.0%
7．企業内病院	40	1.8%
8．法人病院	620	28.4%
9．眼科病院・医院	390	17.8%
10．その他（保健所，学校，福祉センター，健康管理部他）	69	3.2%
合　計	2,187	100%

対象：勤務している2,240名のうち施設名の記載あった2,187名（2000年1月31日現在）

従って講習会を開催する。そして講習会の受講者を対象に講習の理解度を確認するために全国統一の試験を実施し，その合格者に合格証を渡し，日本眼科医会に登録するという制度である。

すなわち眼科医療従事者の資質の向上のための教育に主眼をおいたもので，

表 1-2　視能訓練士県別会員数〔勤務先所在地（勤務先のない者は居住地）〕

会員総数　　2,885 名							
北海道	98	東　京	387	滋　賀	33	香　川	23
青　森	11	神奈川	188	京　都	47	愛　媛	18
岩　手	39	山　梨	21	大　阪	231	高　知	14
宮　城	45	新　潟	155	兵　庫	136	福　岡	78
秋　田	37	長　野	80	奈　良	33	佐　賀	2
山　形	26	富　山	39	和歌山	6	長　崎	7
福　島	46	石　川	26	鳥　取	4	熊　本	29
茨　城	49	福　井	6	島　根	3	大　分	34
栃　木	30	岐　阜	27	岡　山	74	宮　崎	30
群　馬	48	静　岡	85	広　島	30	鹿児島	7
埼　玉	144	愛　知	95	山　口	14	沖　縄	16
千　葉	110	三　重	9	徳　島	12	国　外	9

（2000 年 1 月 31 日現在）

表 1-3　OMA 講習会のカリキュラム

カリキュラム	時間数(30)	カリキュラム	時間数(30)
OMA の責務	2	屈折検査法	8
視覚系の構造とその機能	4	屈折異常とその種類	(2)
眼科薬理学	2	他覚的屈折検査法	(3)
光学の基礎	2	角膜曲率半径測定	
眼科受付・予診	2	レフラクトメーター検査	
予備検査	6	検影法	
裸眼視力検査	(1.0)	自覚的屈折検査	(2)
眼鏡検査（レンズメーター）	(1.0)	検眼レンズ法	
調節・輻湊検査	(0.5)	乱視検査	
遮閉試験・立体視検査	(1.5)	眼鏡処方の書き方（含 PD 測定）	(1)
色覚スクリーニング検査	(1.0)	主な眼疾患	3
外眼部視診（スライドで）	(1.0)	コンタクト装着練習	1

OMA は正式に認められた資格ではない。したがって，その業務は表 1-4 のように限定されている。

OMA 試験は第 1 回が 1979 年であり，1999 年で第 21 回となった。OMA 受験者数は年々増加し，第 21 回の試験までで受験者総計 39,603 名，合格者 39,027 名という多人数となっている。そして一般の眼科医の診療の補助員として不可欠な存在といえる（表 1-5）。

この OMA 試験合格者は，若い女性が主体なので，勤務年数が短いことが予想されたが，1993 年の調査ではかなりの割合で長く勤務していることがわかった。第 1 回の受験者の約 25％はまだ勤務していた。

最も大切なことは，医療従事者は常に勉強して，最新の知識をもつことである。新聞，テレビ，雑誌などで眼科に関することがあれば自ら勉強し，知識を多くする一方，再教育のための講習会にはすすんで出席してほしい。医療も世の中の進歩についていかなければならないのである。

眼科医療従事者に望むこと

眼科医療従事者は，学会や講習会で十分な知識を得ることはもちろんであるが，それだけでは十分とはいえない。つまり医療従事者は患者を対象とする業務なので，患者に対する態度が最も大切である。そして患者の気持ちを十分に理解して，患者から信頼されなければ勤まらない。そのためには患者という病める人に対して，親切に心から接する気持ちを常にもち，また社会人としての常識をわきまえ，他の職員との協調に努めなければならない。

笑顔と挨拶

人間関係をつくるうえでの最初の行為は挨拶である。患者あるいは職員にも必ず声をかけるようにする。受付の職員の笑顔と心のこもった挨拶で，緊張して来院した患者もすっかり気が楽になるものである。また最後の「お大事に」という言葉で患者が安心して帰宅できるように，医療従事者としてこの根本は常に忘れずに心がけてほしい。

言葉遣い

患者に対する言葉遣いも重要である。医師にとっては患者であるが，他の職員にとってはお客様なのである。患者の支払ってくれるお金で病院は経営されており，まして医療従事者の給料もその中から出ているのであるから，きちんとした

表1-4　OMAの業務

1. 視力検査（裸眼および所持眼鏡による視力）	4. 眼鏡度数測定
2. 色覚検査（色覚表による）	5. 前眼部撮影
3. 視野検査(器械を用いない)	6. 受付業務
	7. 保険請求事務

表1-5　OMA受験合格者数

回数（年度）	受験者数	合格者数	不合格者数	合格率(%)	平均点(100点満点)
第1回（1979）	1,467	1,453	14	99.05	90.3
第2回（1980）	1,315	1,276	39	97.03	82.4
第3回（1981）	1,275	1,263	12	99.06	89.4
第4回（1982）	1,099	1,092	7	99.36	90.9
第5回（1983）	1,164	1,125	39	96.65	85.6
第6回（1984）	1,069	1,055	14	98.69	89.6
第7回（1985）	1,227	1,205	22	98.21	87.5
第8回（1986）	1,207	1,175	32	97.35	85.3
第9回（1987）	1,477	1,473	4	99.73	91.2
第10回（1988）	1,626	1,611	15	99.08	89.0
第11回（1989）	1,732	1,713	19	98.90	84.6
第12回（1990）	2,102	2,060	42	98.00	83.3
第13回（1991）	2,119	2,091	28	98.68	82.0
第14回（1992）	2,275	2,219	56	97.54	84.4
第15回（1993）	2,541	2,474	67	97.36	85.5
第16回（1994）	2,738	2,719	19	99.31	89.3
第17回（1995）	2,570	2,502	68	97.35	84.8
第18回（1996）	2,636	2,605	31	98.82	87.6
第19回（1997）	2,595	2,573	22	99.15	91.2
第20回（1998）	2,663	2,642	21	99.21	89.1
第21回（1999）	2,706	2,701	5	99.82	89.7
合　計	39,603	39,027	576	98.49	87.3

言葉遣いをするのはあたりまえのことである。患者が下手（したて）に出てくるからといって、ついつい自分が目上の人のような言葉、あるいはぞんざいな言葉を遣っているのを聞くと、周囲の人間も不快感を持つ。最も大切なことは患者にわかりやすく、ゆっくりと丁寧な言葉で話すことである。中には耳の不自由な患者もいるので、その場合には一度のみならず何回でも患者が理解できるまで話すことも重要である。

服装と身だしなみ

患者に不快感を与えるような服装、身だしなみではなく、常に清潔に整えてほしい。爪はマニキュアはせずに短く整える、香りの強い香水、派手な化粧は控える、髪の毛を手でかき上げることはしない、長い髪の毛は仕事中は束ねる、服装も派手なものにしないことが望ましい。

患者への態度

患者に接するときは、自分の体調が悪くとも決して顔に出さずに常時笑顔で優しく接してほしい。

患者は常に眼科医療従事者に注目している。そして、医療従事者の態度で患者は医療機関を評価するのである。手の空いているときに互いに業務と関係ない私語をする、長時間外部と楽しく長電話をするなどと気をゆるめることなく仕事をしてほしい。

医師が診察時に患者によく病気の説明をし、今後の注意事項を話すが、その場で理解できない患者は後で医療従事者に質問することがある。そのときには、医師が話した内容でわかっていることは説明してよいが、わからない場合は自分で判断するのではなく、必ず医師に確認してほしい。決して患者を混乱させない。

2 眼科の受付と問診

受付業務

受付の意義

　　　受付はその医療機関の顔である。医療機関の印象は受付の態度で決まる。医療はサービス業であるから受付係は親切・丁寧でなければならないが，同時に他の業種と異なり，医療の知識とそれに伴う毅然とした態度が必要である。そうでなければ，その医療機関は信頼を得られないだろう。

　　　受付にはいろいろな相談が持ち込まれる。それだけにすべてを円滑に進めるための大切な位置である。そのため，受付係は病院内のすべてのことに通じていなければならない。医師に聞き忘れたことも受付で聞き直されるし，だれに聞いてよいかわからないことも受付に持ち込まれる。

　　　それとともに，本来の受付の業務がある。新来，再来の受付をしなければならない。医療機関の規模により多少は異なるが，住所などを聞いて新来カルテを作ったり，再来カルテを取り出したり，診療，特殊検査，手術，入院の予約を取ったりする。

　　　このとき，医師や検査員の説明が足りなかったり，説明を聞き忘れると，患者が検査や手術について，その内容を聞き直す場合がある。時間がどれくらいかかるのか，その手術は痛いのか，入院には何を持って行けばいいのか，費用はおよそどのくらいかかるのかなどである。ことに費用については，医師，看護婦，検査員は案外知らないことが多いので，受付で説明しなければならない。

　　　眼鏡やコンタクトに対する質問も多い。医療機関によっては，薬剤を渡す薬局も受付が兼ねているところがあるので，薬の使用法，副作用も患者に話さなければならない。医師から聞いている場合でも，再確認の意味で，患者はもう一度聞き直すものである。

　　　受付係の必要な知識としては，まずその医療機関の診療体制を知っていること

である．つまり，診療時間，特殊検査日の日割り，手術日，入退院の時刻，さらには医師らすべてのスタッフの勤務日および時刻，その所在も知らねばならない．

特殊検査，手術の内容の概略，所要時間，費用もわかっている必要がある．非常に細かい内容を聞かれた場合は，医師に聞いてほしいと言えるが，およそどれくらい時間がかかるかと聞かれて返事ができないようでは，受付係は勤まらない．処置，手術の後の療養も聞かれることがある．帰宅したら寝ていなければならないか，学校はいつから行けるかなど，簡単ながらうっかり返事のできないことを聞かれるものである．

受付係は多忙であるので，細かい用事はつい忘れがちとなるので，用件は多少に関わらず常にメモをする習慣をつけるとよい．そして，メモは1件につき1枚とする．その用件が完全に終了すれば，そのメモを捨てることである．

患者の呼び出しは常に姓だけでなく，名前まで呼ぶべきである．同姓の人は大勢いるであろうし，時には同姓同名もいるので年齢にも注意しなければならない．同姓同名であればカルテにそのことを記載し，住所もつけて姓名を呼ぶとよいであろう．老人には難聴の人も多いので，それもカルテに付記し，その人の場合には大きな声で繰り返し呼び出すことである．患者は待合室で長時間待たされてイライラしているので，その身になって正確に大きな声で繰り返し，姓と名とを呼び出すようにすることである．

初診患者の受付

医療機関によっては，カルテの作成をしなければならない場合がある．コンピュータ利用の所でも，人名，生年月日，性別，保険の種類，記号番号，公費負担，継続療養の入力のほか，有効期限も入力しておいたほうがよいであろう．また，以前に受診歴があるものは，できる限り前回の受診カルテを探し出し，診療の一助とすることが望ましい．読みにくい氏名は，ふりがなをつけるようにする．予約の変更の際に必要となるので連絡先の電話番号を聞いておく．カルテができ上がれば，次の問診ないしは診察までのおよその待ち時間を患者に告げるのが親切である．

初診時に患者が保険証を持参しない場合には，保険証がないと全額自費負担となることを告げ，自宅や勤務先にあれば持参してもらうほうがよい．それが無理ならば，全額支払ってもらい，後日保険証を持参したときに，返金する便法もある．

再診患者の受付

診察か検査か手術か，あるいは投薬希望か受診理由を聞き，予約制度の所では

それぞれの予約台帳にその患者が記載されているかを確認する。

　再診患者を受け付けて出したカルテは，できるだけ速やかにそれぞれの担当部門へ送る。この場合にも，およその待ち時間を知らせる優しさが望まれる。予約制の医療機関では，予約外の患者の場合，受診理由が急を要するものであれば診察室に相談をして受け付け，不急のものであれば丁寧に説明して改めて予約を取ってもらうが，この判断ならびに患者への説明が難しい。判断する場合は必ずいったんその患者のカルテを取り出し，病名，経過を見て自分で考えるなり，医師にカルテを見せて決定してもらう。カルテも出さずに受診理由もよく聞かずに，予約外であるからと断るのは良いことではない。病状に急な変化がおこることはあり得ることで，その医療機関がその患者の診療を引き受けている以上，病状の変化にも応じて診療しなければならない。

　また患者の状態をよく観察して，乳幼児，超高齢者，身体障害者，あるいは著しく疼痛を訴えている患者，開放性外傷を疑わせる患者，感染性疾患で他人に感染を起こさせるかもしれない患者などは見分けて，医師あるいは看護婦に連絡して，早く診察に回すようにする。

　保険証は，その月の初めに受診したときに確認するのがよい。とくに若い人は変更が多いので気をつける。患者の保険が変わった場合は，そのまま保険請求をしても給付を受けることができない。

　また，外来患者が多い医療機関で予約制ではない場合には，患者が来院した順に診察を受けられるように配慮をしなければならない。カルテの管理も受付係の仕事である。

　カルテはとても大切なもので，現物は1部のみである。コンピュータの発達があってもこの事実は変わらない。日頃より丁寧に取り扱い，いたみがあれば補修を心がける。保管には湿度はもちろんのこと，余裕のある出し入れができるよう，設備面での配慮も大切と思われる。

予約患者の受付

　最近は患者への待ち時間の軽減などを目的として，予約診療を行う医療機関が出てきた。ただ一般の眼科外来は一人の患者の診療時間があまり長くないので，うまく運営するのは難しい。上手に運営すれば，外来患者の集中が避けられ，待合室も空いて静かになるが，予約外の患者の受け入れなど問題も多い。

　一般診療はともかく，特殊な検査，手術などは，特別に日を定め予約制で行っている医療機関は多い。また病床のある医療機関では，入院の予約を行うのは当然のことである。

　予約の場合は，受付係がもう一度その内容を説明することが必要になることもある。また，とくにレーザー光凝固など患者の負担金が多いものでは，その必要

性については診察室で話してあるはずであるが，十分に受付係からも説明する必要がある。

さらに入院の場合は当然のことながら，入院案内というパンフレットを各医療機関で作っているものを見せながら，入院時に持参するもの，預り金，だいたいの費用などを細かに説明する。そして手術を予約する場合には，必ず日時などを患者と打ち合わせてから，予約カードにきちんと予約日時を書いて患者に渡し，予約時間の何分前に来るかを伝える。そして決定事項を予約ノートに書くかコンピュータに入力する。予約した患者が来院しないと，その時間が空いてしまうことになるからである。

処方箋の発行，投薬

慢性疾患で病状が変わらないときは，薬だけを取りに来る患者がいる。このときの処方箋の発行あるいは投薬は本来医師の業務だが，受付係が代筆する場合がある。

カルテを出し，初めに患者かその代理人に必ず，病状が変わらないか，何か異常がないかを聞いて医師に状態を話し，カルテを見せて指示を受ける。患者のいいなりに内容を書くことがあってはならない。薬剤は使い方を誤ると副作用が出ることがあるし，効かない場合もある。小さな医療機関では，受付が薬局を兼ねている場合があり，窓口で薬を渡すとき，再度薬剤の使い方を説明することが必要である。

点眼であれば点眼薬ごとに，1日の点眼回数（点眼時刻）および左右別を，内服であればその服用時刻，1回の量を，そして何日分を渡しているかも記入して説明しておくとよい。2種類以上の内服には何種類渡しているか，また同時服用でないものは内服薬ごとの服用時刻，1回量を記入，説明しておくべきである。患者によっては，この薬は何に効くのかと聞く者もある。受付係はその医療機関で使用される薬剤の効用，用法，副作用を確実に知っていなければならない。また，1回の処方量の制限にも通じていなければならないし，薬剤名を書いていない点眼薬の場合は，瓶の形状を知っておき，渡し間違いのないようにすることである。処方箋を出す場合も，コンピュータから前と同じ内容のものが出るときはいいが，書く場合には，何度も確認して間違いないようにする。左右を間違えたために病状が悪化したり，回数を間違えたためにかえって眼瞼がかぶれたりすることがある。間違った投薬，処方箋投与を行うと患者の信頼が一度に崩れることもあるので要注意である。

眼鏡処方箋は，医師あるいはその指示で検査員が書いたものが受付に届くので，患者に渡し，「この処方箋を持って眼鏡店で眼鏡を作るように」と指示して渡す。そして，出来上がった眼鏡は必ずもう一度チェックが必要であると伝える。

会　計

　会計も受付の重要な業務である。つまり初診を受け付けてカルテを作り，再診のカルテを出し投薬をし，そして患者に病状や薬の使い方を説明し，電話を聞き，そのうえ，お金の受け渡しをすることになるのである。会計はたいへん気の張る仕事である。少額といえどもお金の計算間違いはトラブルを起こし，その医療機関の信用問題にもなる。お金は必ず両者の見えるところに置き，声を出してその額を伝え，お釣りを渡してからしまうようにするとよい。患者にしても同じような診療を受けて，今回と前回の支払いが違うと，その診療内容まで信用がおけないような気がしてくるものであり，少額とはいえどもお金の出し入れには間違いをおこさないようにしなければならない。それには計算の基となる各種診療行為の料金がよくわかっていなければならない。

　健康保険の料金は実に細かく分かれていて，それが2年ごとに変わるので，各種料金表，換算表を受付の見やすい所に置いて，いつも正確を期さなければならない。そのうえ，健康保険では個人の負担分が健康保険の種類により違うため，同じ診療行為をしても健康保険の種類により，その個人からもらう金額が異なる。

　いずれにしても健康保険による診療の会計は大変である。健康保険請求書が書けるだけの知識がなければ会計係は勤まらない。現段階で最良の方法は，コンピュータに診療データを毎回入力し，明細書付き領収書を発行すると同時に，その内容を月末にレセプト作成に用いるシステムである。

電話の応対

　電話を受け取るのも受付係のことが多い。電話をとったら，すぐに医療機関名と自分の名前を言う。簡単明瞭に，正確に，丁寧に話すことである。医療機関の受付はたいへん忙しい。したがって，受付をしながらの電話の受け答えはつい早口になりがちである。相手が老人の場合には，長々と要領を得ぬ話し方をすることがあるが，これも自分の肉親と思ってよく聞き，丁寧に返事をすることである。すべて病人は肉体だけでなく，精神上も病人であると考え，辛抱強く聞き，話すことが大切である。

　また，患者が自分の病状を尋ねてくることのほかに，患者の友人や知人が病状を尋ねてくることがある。このような場合，病気に関することは決して言ってはならない。これらのことはすべて医師に報告し，その指示に従うべきで，事務的なことのほかは自分で答えてはならない。どんな時でも話の要点をメモにとり，相手の氏名，電話番号，本人との関係などを確かめることが必要である。

患者本人からの質問については，相手の話をよく聞き，一般的なことであれば丁寧に返事をする。ただし電話では，本人と偽って本人以外の人が聞いてくる場合，区別できないから注意が必要である。必要な事項はメモとしてカルテに残す。

　すべての場合にそうであるが，ことに受付業務であればぞんざいな言葉遣い，横柄な態度や受け答えは決して許されない。

コンピュータの取扱い

　最近では，受付に種々のコンピュータが配置されている医療機関が普通になってきているので，コンピュータに関する知識も受付係には不可欠である。そして，それに患者の名前，住所，生年月日などを登録し，診療行為も会計時に入力して計算をする。このため，迅速に正確にこれらのコンピュータを使用する技術が受付係に必要となってきている。その分ある意味では楽になったが，面倒にもなってきている。また，コンピュータも器械なので，いつ調子が悪くなるかもしれない。その時にパニックにならないような訓練も必要である。

問診のしかた

問診の意義

　問診は本来医師のとるべきものであるが，眼科外来は忙しく，問診の内容も他科と違って，プライバシーに関することも多くはないため，医療従事者の仕事となっている。

　問診はその患者の診療の入り口で，まず主訴をはっきりつかむこと，患者が何に困っているか，どこを直してほしいかをよく聞きだすことが大切で，その主訴を直すことが診療の主な目的である。検査と治療を正しく導くためにいろいろな情報を十分に聞き，正確に整理し，診察者に円滑で確実な診療が行えるよう提供しなければいけない。この予診の入り口を誤れば，間違った結論に迷い込んでしまうことも決して少なくない。

問診者の心がまえ

　問診は受付に次いでその医療機関の第2歩であり，この時の印象が患者にその医療機関への信頼度を左右することが多いと言ってもよい。まず患者の心を緩やかに解きほぐしながら，親しみやすい印象を与え，過不足なく，的確に問診しな

問診の項目

　問診では患者に多くのことを話してもらうが，患者に話す情報をあらかじめ整理してもらわないと聞くほうも混乱させられる。そのため受付と同時に表2-1のような問診表を渡し記入してもらうと，時間の無駄を省くのに便利である。これの不足分や疑問点は後で問診時に補う。なおこの問診表をあまり細かくしすぎて小さな字で作成してあると，なかには見えない患者もいるので，その場合は問診者が手伝って行う。

主　訴

　最初に述べたように，これが問診の最も大切な項目である。これが患者の受診理由であり，われわれの治療目的である。この主訴がよくならないかぎり患者は満足しない。ところで，時にはこの主訴が一言で言えない不明瞭な場合がある。とくに老人の場合，何を訴えているのか本人さえもよくわからないことがある。また，表現のむずかしい主訴で本人がうまく説明できないことがある。この場合大切なことは，問診係が主訴を適当に翻訳して無理に既製の主訴項目にはめこまないことである。記入に便利なようにカルテには主な主訴項目を印刷しておくと便利であるが，実際の主訴をこれらの項目のどれかに無理にあてはめようとすると，とんでもない誤りがおこる。わからないときにはそのままの表現をカルテに記入すること。いずれにしても簡単で，しかも正確に主訴を記載することが必要である（表2-2）。

　時に患者は他の医療機関での診断名や，自分で判断した病名を主訴として述べることがある。たとえば，「この子供は仮性近視と思うので治療してくれ」という。しかし，主訴はあくまでも本人の自覚症状であって病名ではない。この場合，原点まで戻って主訴を確認することである。また主訴が2つあり，それが共に1つの病名による症状である場合も，2つの異なった病気による別の症状である場合もある。それもよくわかるように記載することである。

現症の経過

　主訴について次のことを聞く。
　（1）いつからおこり，原因は何と考えられるか
　（2）その症状は現在まで進行しているか，停止しているか，変化はないか
　（3）この症状について他の医療機関を受診したことがあるか

表2-1 患者に渡す問診表の一例

初めて診察をうけられる方に

○○眼科病院

診療の参考にしますので，あてはまるところに記入するか，○印をつけてください．

　　　患者氏名（ふりがな）　　　　　　　　　年齢　　歳
　　　職業または学年（くわしく）　　　　　　紹介者　　　殿

以前，当院にかかったことがありますか．
　　　1）はい　　　　　　　　　2）ない
　　　　↓
　　　いつ頃ですか

① 眼について今いちばん困っていることを順番に書いてください（たとえば，"見えない"とか"眼がいたい"とか）．
　　　①
　　　②
　　　③
② 今まで眼の病気にかかったことがありますか？
　　　1）ある　　　　　　　　　2）ない
　　　　↓
　　　どんな病気ですか？
③ 今まで何か重い病気にかかったことがありますか？
　　高血圧　1）ある　　　2）ない　　　その他
　　糖尿病　1）ある　　　2）ない
　　心臓病　1）ある　　　2）ない
④ 現在，体の病気があって治療を受けていますか？
　　　1）受けている　　　　　　2）受けていない
　　　　↓
　　　どんな病気ですか？
⑤ くすりをのんで，皮膚に"はっしん"ができたことがありますか？
　　　1）ある　　　　　　　　　2）ない
⑥ "じんましん"や"しっしん"のできやすいほうだと思いますか？
　　　1）思う　　　　　　　　　2）思わない
⑦ 今までに注射でぐあいの悪くなったことがありますか？
　　　1）ある　　　　　　　　　2）ない
⑧ 今まで眼の手術を受けたことがありますか？
　　　1）ある　　　　　　　　　2）ない
　　　　イ）どんな手術ですか？
　　　　ロ）何か変わったことがありましたか？
⑨ 現在，メガネ・コンタクトを使用していますか？
　　　1）はい　　　　　　　　　2）いいえ
⑩ 本日，メガネ・コンタクトを作る予定ですか？
　　　1）はい　　　　　　　　　2）いいえ
⑪ 女性の場合のみ書いてください．
　　現在，妊娠していますか？
　　　1）はい　　　　　　　　　2）いいえ

表 2-2 症状から考えられる眼疾患

1. 視力障害
    a. 急激な視力障害（片眼性）
        1) 網膜中心静脈閉塞症　　2) 網膜中心動脈閉塞症　　3) 硝子体，網膜出血
        4) 視神経炎，乳頭炎，球後視神経炎など　　5) 網膜剝離（黄斑部に及んだ場合）
        6) 中毒（メチルアルコール，キニン，鉛など）　　7) 内頸動脈閉塞症
        8) 頭部外傷，視神経管骨折，出血
    b. 急激な視力障害（両眼性）
        外傷を除くと，両眼同時というのはまれである。いずれかが先行し，他眼が後続するという経過をとることが多い。
        1) 視神経炎（デビック病など，特殊な型のもの）　　2) 尿毒症性黒内障
        3) 頭部外傷　　4) ヒステリーなど心身症
    c. 比較的緩徐な視力障害（片眼性または両眼性）
        （比較的頻度の多いものをあげる）
        1) 近視，遠視，乱視などの屈折異常　　2) 円錐角膜　　3) 白内障
        4) 網膜黄斑部変性　　5) 網膜色素変性　　6) 網脈絡膜萎縮
        7) 網膜症（とくに糖尿病性，高血圧性など）　　8) 視神経萎縮

2. 眼痛，頭痛
    a. 異物感
        1) 結膜または角膜異物　　2) 角結膜乾燥症　　3) 睫毛乱生症・内反症
        4) 角膜上皮炎，上皮剝離　　5) 春季カタル　　6) 水疱性角膜症
    b. 灼熱感
        1) 非矯正屈折異常　　2) 角結膜乾燥症　　3) 角膜上皮炎
        4) 不眠，過労，タバコの吸いすぎ，アルコールの飲みすぎなど
        5) 強風にあたったあと，化粧かぶれなど
        6) 涙液分泌減少症（シェーグレン症候群を含む）
    c. 眼窩または球後の痛み
        1) 虹彩毛様体炎　　2) 眼窩内の炎症　　3) 帯状ヘルペスの始まり
        4) 上眼窩神経痛（三叉神経痛）
    d. 眼周囲の圧痛
        1) 眼瞼炎　　2) 涙腺炎　　3) 涙囊炎　　4) 眼窩蜂巣炎　　5) 急性結膜炎
        6) 強膜炎，上強膜炎　　7) 角膜異物，角膜潰瘍　　8) 虹彩毛様体炎
        9) 眼窩周辺の炎症
    e. 頭痛
        1) 非矯正屈折異常　　2) 広隅角緑内障（早朝の頭痛）　　3) 閃輝性暗点症
        4) 頭蓋内圧亢進

3. その他
    a. 飛蚊症
        1) 硝子体混濁　　2) 硝子体剝離，索状硝子体混濁　　3) 硝子体融解
    b. 光視症
        1) 閃輝性暗点症　　2) 網膜剝離の始まり
    c. 視野欠損
        1) 網膜剝離　　2) 網膜硝子体出血　　3) 開放隅角緑内障
        4) 孤立性網脈絡膜炎　　5) 視神経異常

（つづく）

(表 2-2　つづき)

d. 変視症
　　1）中心性網脈絡膜症　　2）網膜扁平剝離　　3）黄斑部浮腫
e. 羞明
　　1）急性結膜炎　　2）結膜，角膜異物　　3）角膜炎　　4）急性虹彩炎
　　5）先天緑内障
f. 夜盲
　　1）網膜色素変性症　　2）ビタミンA欠乏症
g. 光暈症
　　1）急性閉塞性緑内障　　2）水疱性角膜症，角膜混濁
　　3）水晶体混濁（核白内障）
h. 変色症
　　1）人工的偽水晶体症—青色　　2）ジキタリス中毒—黄色
i. 複視
　　1）眼筋麻痺　　2）乱視（片眼性複視）
j. 色覚異常
　　1）色覚検査によって指摘され，家族歴をもつ　　2）ヒステリーなど心身症
k. 鏡像書き
　　1）読書遅滞症，微細脳損傷
l. 瘙痒感
　　1）アレルギー（とくに女性化粧品などによる）　　2）外傷の治癒過程
m. 流涙
　　1）感情によるもの　　2）全身疾患に伴うもの　　3）涙腺炎，涙腺腫瘍
　　4）その他前眼部の炎症，異物　　5）涙点，涙小管，涙囊の炎症，閉鎖など
n. 乾燥感
　　1）慢性結膜炎　　2）乾性角膜炎（ドライアイ）
o. 突出感
　　1）眼球突出（眼窩腫瘍など）
p. 眼瞼けいれん
　　1）眼輪筋のけいれん
q. 眼瞼の重い感じ
　　1）眼精疲労　　2）重症筋無力症　　3）眼瞼浮腫
r. めまい
　　多くは眼科的疾患より，耳鼻科的疾患である。
s. まばたき
　　1）チック症　　2）眼瞼けいれん
t. 眼分泌物過多
　　1）結膜炎　　2）涙囊炎
u. 眼充血
　　1）結膜炎　　2）角膜炎　　3）虹彩毛様体炎　　4）結膜，角膜異物
　　5）フリクテン　　6）眼内炎　　7）緑内障　　8）強膜炎，上強膜炎

（4）そのとき病名はなんと言われ，どのような治療をして，どうなったか
　（5）自分で何か手当てをしたか，その効果はどうであったか
　（6）眼は2つあるので，患眼はどちらであるか，他眼はどうであるか
などを聞き忘れてはならない。

眼の既往歴

　今までにかかった眼の大きな病気を書く。視力障害のような機能障害をおこす疾患は必ず聞いて記入しなければならない。この古い疾患が現症にも影響を残しているかもしれないからである。強い近視があるかどうかも聞くこと。現在白内障が強ければ，近視の有無は診療してもわからないからである。
　機能障害をおこさない結膜炎や麦粒腫でも，何回も繰り返しておこした場合はその旨を記入すること。斜視も忘れてならない。斜視眼は弱視になっていて，視力が出ないことがあるからである。とくに困るのは斜視を手術して現在はわからないが，かつて斜視のため両眼視機能がなかったり，一眼の弱視が残っていたりする場合である。これを聞き忘れていると，診察してもわからない症状が出てきてたいへん困ることがある。

全身の既往歴

　全身病の分症が眼に出てくることがたいへん多いので，大切な項目である。糖尿病，高血圧が代表的なものである。ことに糖尿病は最近急激に増えてきており，この病気は一定期間を過ぎると眼に症状が現れ，眼底出血をおこして失明することがある。ことに軽い糖尿病は本人が気づかない場合もあり，わかっても内科医を受診せず，あるいは内科医の指示を守らず，本人は気にもせず食事療法を十分しないことが多い。したがって，内科医も本人も気づかないうちに眼底出血などが出ていることがある。
　次に，治療の参考になる項目として胃腸障害とアレルギーがある。内服薬には胃腸障害をおこしやすい薬剤が多数あるので，胃腸が丈夫かどうか聞いておかないと投薬に困る。また内科より出された胃腸薬で緑内障が悪化することがある。
　また大切なのは薬のアレルギーであって，聞きもらすとピリンで薬疹をつくったり，ひどい時はペニシリンショックで死亡したりする事故がおこる。医事紛争を避けるためにも絶対に聞き忘れてはならない事項である。
　小児の場合，妊娠中の母体の異常の有無，在胎週数，出生時体重，分娩時の異常の有無，発達の経過が現症に影響を与えている場合があるので忘れないことである。

家族歴

　ここでは家族がかかった，主な全身と眼の疾患についての情報が必要となる。とくに先天性，遺伝性と考えられる疾患については確実に知る必要がある。必要ならば何代にもさかのぼらなければならない。明らかな疾患名が不明でも親族か何代か前に，視力か視野の障害があった者がなかったかを知っておきたいものである。

職　業

　最初にも述べたように職業，環境は発病と密接な関係をもつ。問題はその人の職業が眼を使うかどうか，主婦であっても自家営業で経理事務を受け持っている場合がある。家で洋裁の仕事を1日中やっている人や，職業でなくても趣味で縫物を1日中行う人もいる。表向きの職業を聞くのではなくて，どのような眼の使い方をしているか聞きださなければならない。
　「職業は会社員」の記載では診察になんの役にも立たない。具体的な職業は発病機序を知る手がかりになるだけでなく，治療目標にもなる。無職の老婦人でテレビしか見ない人の必要とする視力は0.5でもよい。しかし車を運転する人は両眼で0.7以上の視力が必要で，しかも十分な視野や，両眼視機能が必要である。製図をしたり，縫物をしたりする人は少しの外斜位でも支障をおこすので，プリズム入りの眼鏡が必要になる。教壇に立つ人の眼鏡は遠近両用の二重焦点，または累進多焦点レンズが便利である。
　とくに最近，コンピュータやワープロの作業をする人の眼精疲労としてVDT症候群が全国で問題になっており，作業方法の変更やブラウン管の改良などが検討されている。
　要するに職業の欄はどのような眼の使い方をしているかを記載することが大切である。

装用眼鏡

　装用眼鏡およびコンタクトレンズの処方年月日とその度数，瞳孔間距離なども大切な情報であるため，あらかじめ測定しておくべきである。

3 視器の構造

　視器は，解剖学的に眼球，視神経，視中枢および眼球付属器から成り立っている。眼球は，外界からの光刺激を感受する光受容器であり，眼窩(がんか)の中に入っていて，視神経を経由して脳の視中枢と連絡している。眼でとらえた光刺激は，視神経から視路を介して，後頭葉の視中枢に伝達され，そこで映像として知覚される。眼は，2個あって一対として働くという特徴をもつ。眼球付属器には，眼瞼(がんけん)，結膜(けつまく)，涙器(るいき)，外眼筋(がいがんきん)および眉毛が含まれ，眼球を保護しながら，その働きを助けている。

眼球の構造と働き

　眼球はほぼ球形で，その直径は約24 mmである。眼球壁は，次の3つの膜よりなる。
① 眼球外膜：角膜(かくまく)・強膜(きょうまく)
② 眼球中膜：ぶどう膜（虹彩(こうさい)・毛様体(もうようたい)・脈絡膜(みゃくらくまく)）
③ 眼球内膜：網膜(もうまく)
　眼球の内容は，房水(ぼうすい)，水晶体(すいしょうたい)および硝子体(しょうしたい)である。角膜と虹彩の間を前房(ぜんぼう)，虹彩の後面・毛様体・水晶体と硝子体の間を後房(こうぼう)といい，両者は房水で満たされている。水晶体は，チン小帯によって保持されている。前房と後房とは瞳孔(どうこう)で連絡している（図3-1）。

角　膜

　角膜は，強膜とともに眼球外壁を構成し，外膜の前方1/5を占める透明組織である。外界の像を眼内に取り入れる窓口の役割をもっている。外から角膜上皮，ボーマン膜，角膜実質，デスメ膜，角膜内皮の5層に分けられる（図3-2）。そして，角膜上皮の表面を涙液層がおおう。角膜の直径は横：約12 mm，縦：約

11 mm，厚さ：中央約 0.5 mm，周辺部が約 1.0 mm である。角膜の前面中央部を角膜頂点といい，強膜に接する部分を角膜輪部という。眼球全体の屈折力は約 60 ジオプター（D）で，角膜の屈折力はその 2/3 にあたる約 40 D である。

強 膜

　強膜は，白色，不透明な硬い強靱な膜であり，角膜とともに眼球外膜を構成し，その外膜の 4/5 を占め，眼球の形状を保つ。厚さは最大 1 mm であるが，眼球中央の赤道部では薄い（約 0.3 mm）。強膜は，その前方で角膜に移行する。

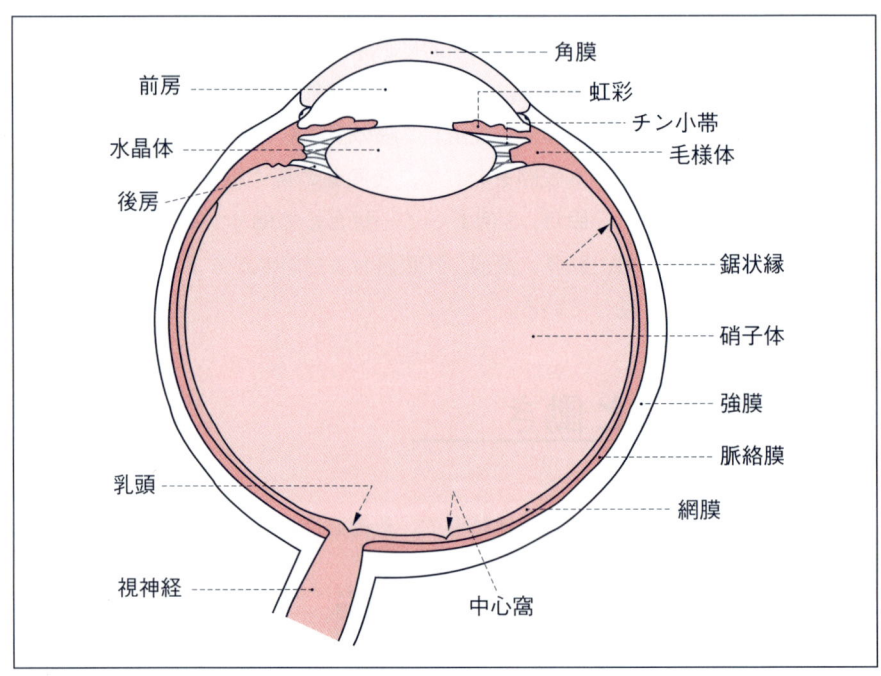

図 3-1　眼球の構造
右眼の水平割断面を上から見たもの

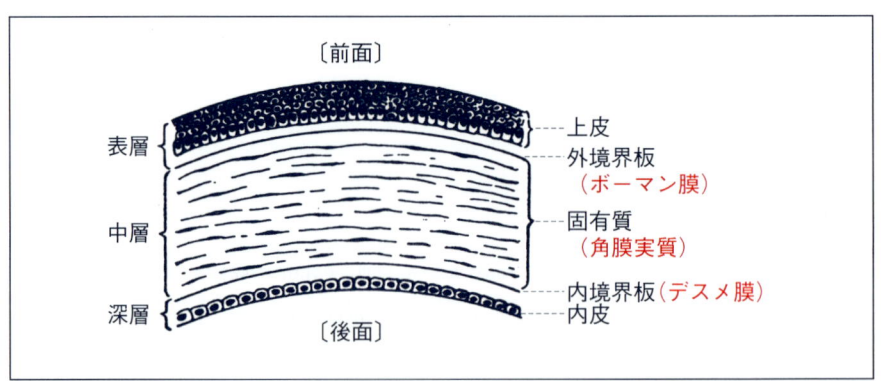

図 3-2　角膜の構造

眼球後方の視神経が出る部位では，強膜はふるい状の網目構造となり，その網目を通って視神経線維が直径3mmの束になって眼球外に出ていく。

ぶどう膜（虹彩，毛様体，脈絡膜）

ぶどう膜は，虹彩，毛様体および脈絡膜の3つからなる。ぶどう膜は眼球を構成する膜のうち，外膜と内膜の間にある中膜にあたる。瞳孔以外の光線が眼球内に入ってくることを妨げ，カメラの暗箱の働きをするとともに，豊富な血管によって房水の産生に携わり，眼内に栄養を補給する。

1）虹　彩

虹彩はぶどう膜の最前線にあり，円板状を呈し膜状に張られた部分であり，毛様体につながっている。色は，日本人では黒褐色をしているが，人種によって異なる。虹彩の中央に瞳孔が正円形の孔として開口している。カメラの絞りに相当する。瞳孔の直径は通常3mmであるが，最小1mm，最大9mmの範囲で変化し，眼内に入ってくる光線の量を加減する。

① 瞳孔散大筋：虹彩の後面に沿い放射状に走るごく薄いもので，収縮すると散瞳する。頸部交感神経支配である。

② 瞳孔括約筋：瞳孔縁を輪状に取り巻き，収縮すると縮瞳する。動眼神経（副交感神経）支配である。

この2つの筋と毛様体筋を合わせて内眼筋という（図3-3）。

2）毛様体

毛様体は虹彩の後ろにあり，血管が豊富で房水を産生する。また，毛様体はチン小帯によって水晶体とつながり，調節機能の主役を演じている。毛様体筋には

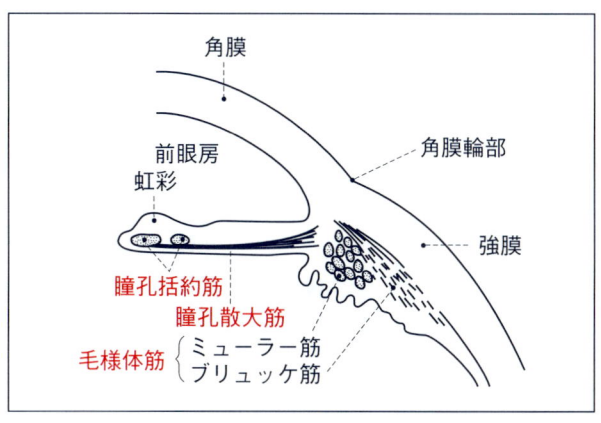

図3-3　内眼筋

次の2つがある。

① ミュラー筋：虹彩根部近くにあり，ミュラー筋が収縮するとチン小帯はゆるんで水晶体に対する張力が弱まる。水晶体には弾力があるので張力が減ると厚さが増加して屈折力が強くなり，近くを明視できる。これを調節という。

② ブリュッケ筋：鋸状縁（きょ）またはそれより後方にまで達する。この筋も調節に関与するほか，房水流出の制御に関係していることが知られている。

3）脈絡膜

脈絡膜は強膜と網膜の間にある血管と色素に富む厚さ0.1〜0.2mmの層であり，前方の鋸状縁に始まり，後方は視神経乳頭に至る。この豊富な血管をもつ組織は，眼内循環の重要な役割を担い，網膜に栄養を与える。

網　膜

網膜は眼球壁の内膜で，カメラのフィルムに相当する透明な薄い膜である。その厚さは後極部では0.3mm，周辺部では0.1mmで，瞳孔を通して観察することができる。眼球の後極に当たるところを中心窩（ちゅうしんか）といい，それを取り巻く円形のやや黄色を帯びた部分を黄斑（おうはん）という（図3-4）。網膜は，網膜色素上皮と感覚網膜の2つに大きく分けられ，内側の硝子体側から外側の脈絡膜側に向かって，図3-5のように10層になっている。

網膜には，錐体（すいたい）と杆体（かんたい）の2種類の視細胞がある。錐体は明るいところで働き，視力や色覚をつかさどり，杆体は主に眼の周辺部に分布し，暗所での光を感ずる働きがある。錐体の機能が不良な状態を昼盲，杆体の機能が不良な状態を夜盲という。視細胞の分布は，網膜の中心窩には錐体が集まり杆体はない。周辺にいく

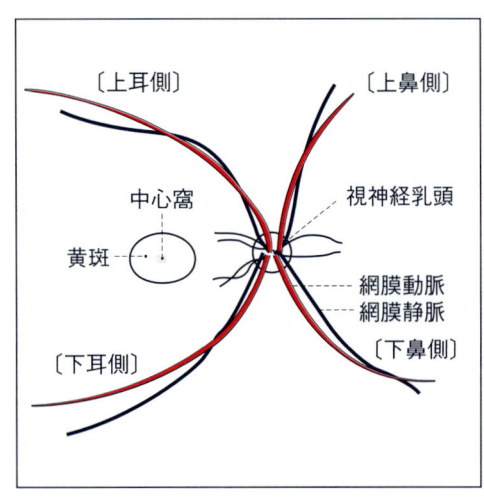

図3-4　眼底各部の名称（右眼）

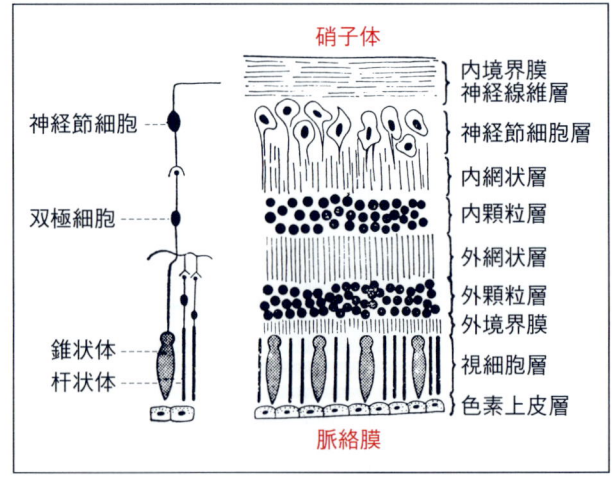

図3-5　網膜の構造

に従って，杆体が多くなり錐体は減ってくる。したがって，中心窩の視力が最もよく，周辺の網膜で見たときの視力は悪くなる。

水晶体

水晶体は，薄い水晶体囊（のう）に包まれた水晶体皮質からなり，軟らかくどろどろしているが，加齢により硬くなり通常20歳前後で水晶体核をつくる（図3-6）。色も淡い黄色から濃い黄色に変化していく。水晶体の厚さは4〜5 mm，直径は9 mmで，毛様体から出たチン小帯（毛様小帯）が水晶体の赤道部に付着して水晶体を保持している。また，水晶体は無血管組織で円盤状の形状をしており，調節時は，毛様体筋の収縮によりチン小帯がゆるみ，結果的に水晶体の厚みが増加する（図3-7）。この調節変化は加齢とともに低下する。これが老視であり，水晶体の混濁が白内障である。

硝子体

硝子体は，透明などろどろしたゲル状組織であり，薄い硝子体膜に包まれ，前面は水晶体に，後面は網膜に接している。水晶体とともに中間透光体とよばれる。

眼房，房水，前房隅角

1）眼　房

眼房は，前房と後房とに分かれる。前房は虹彩前面と角膜後面の間をいう。後房は水晶体，硝子体，毛様体，虹彩後面に囲まれ，ともに房水により満たされて

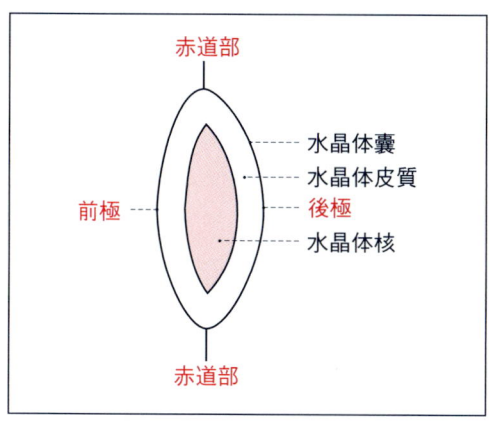

図3-6　水晶体の構造

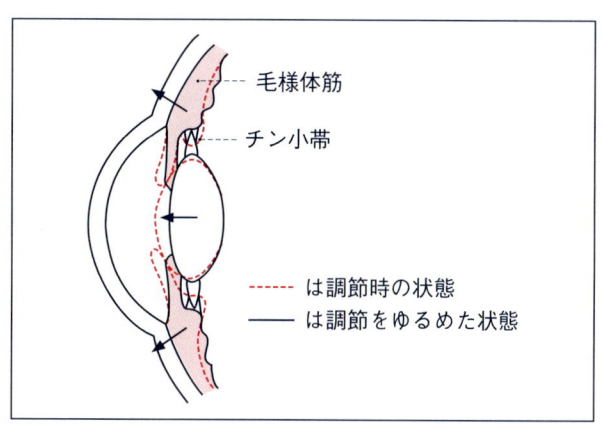

図3-7　調節による水晶体の変化

いる。

2) 房　水

　房水は，主として毛様体で産生され，後房⇒瞳孔⇒前房⇒前房隅角（ぐうかく）⇒シュレム管⇒強膜内静脈層あるいは房水静脈を通って眼球外へ流出する。一部は，虹彩表面や硝子体へ向かう流出路もある。この間，房水は角膜後面，線維柱体，水晶体，前部硝子体などに栄養を運び，そこから老廃物を除去する。房水は眼球がボールのように内部圧を保ち，適当な圧を維持しながら，その形を維持するのに重要な役割を果たしている。眼内に産生される房水の量と，眼外に排泄される房水の量とが一定であれば，眼内圧（眼圧）は一定に保たれる。眼圧の正常値は，11〜20 mmHg である。緑内障とは，眼圧上昇で視神経の軸索障害を生じて緑内障性視神経障害が発生し，視神経乳頭や視野に異常のおこる一連の疾患群である。

3) 前房隅角

　前房隅角は角膜と虹彩にはさまれた強膜，ぶどう膜よりなる部分である。

視神経

　視神経は，直径 3 mm，長さ 35〜50 mm の中枢神経である。視神経は，網膜の神経節細胞から出た軸索突起（じくさく）がのび発達したもので，視交叉（こうさ）に至る約 100 万本の神経線維の束である。

視覚の伝導路

　外からの光線は，まず角膜で屈折されて眼内に入り，瞳孔を通過し，水晶体でさらに屈折されて硝子体に入り，網膜に達して視細胞を刺激する。その刺激は，視細胞から視神経乳頭を通って眼球外に出る。視神経から先は視神経交叉で，左右の視神経のうち，鼻側の視神経線維がそれぞれ反対側にいくという半交叉を行い，視索を経て外側膝状体（しつ）に達する。ここでニューロンを変え，視放線を通って大脳の視中枢に達して，初めて視覚を生ずる（図 3-8）。

　視神経が半交叉しているため，左右眼にそれぞれ感覚されたものは，脳内において合致させることができる。これを両眼視という。両眼視することによって，物体を立体的に見ることができる。

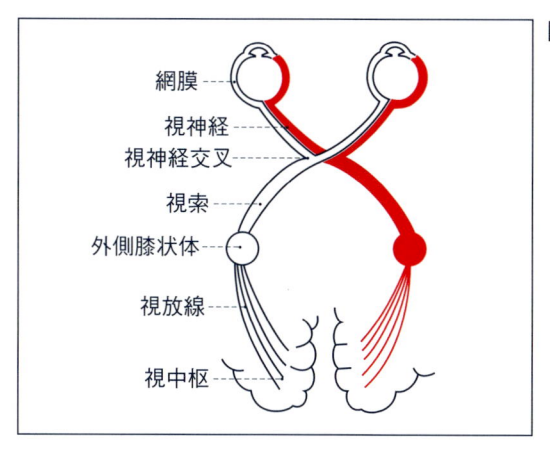

図 3-8　視覚の伝導路

眼球付属器とその働き

眼瞼

　眼瞼は，眼窩の前方に位置し，眼球を保護し，まばたきによって涙液で角膜を潤す。上眼瞼と下眼瞼とからなり，上下眼瞼の間の開きを瞼裂という。瞼裂の耳側を外眼角，鼻側を内眼角という。内眼角の上下に涙点があり，涙点より耳側の眼瞼縁には睫毛が並ぶ。
　眼瞼の運動は，上眼瞼を持ち上げる上眼瞼挙筋と瞼裂を拡大する上下の瞼板筋，瞼裂を閉じる眼輪筋によって行われる。上眼瞼の挙上不全を眼瞼下垂という。
　睫毛は，その根元に知覚神経があるために敏感で，異物が触れると眼瞼を閉じて眼の中にゴミが入るのを防いでいる。

結膜

　結膜は，角膜を除く眼球の表面と眼瞼の裏面をおおい，眼瞼と眼球とを結びつける薄い粘膜である。その部位によって，眼瞼の裏の部分を(眼)瞼結膜，眼球前面の部分が(眼)球結膜，その移行部は円蓋部結膜とよばれる。結膜の色は透明であるが，結膜下の組織の色が透けて見えるため，球結膜は乳白色，瞼結膜は帯黄色，円蓋部結膜は淡紫色に見える。
　結膜は涙の通路にあたり，涙液と結膜自身が分泌する粘液のために常に濡れた状態にある。瞬目運動により，結膜の粘液と涙液は角膜表面に平等に分配され，角膜表面を濡れた状態に保つことにより，その透明性と表面の滑らかさを維持する働きをもつ。

涙　器

　涙器は，涙液を分泌する涙腺と，涙液を鼻腔へ排出する涙道から成り立っている（図3-9）。涙腺は，上眼瞼の外側と眼窩内にあり，上下円蓋部には副涙腺がある。涙液は，涙腺と副涙腺から分泌され，涙膜として眼球表面をおおい，結膜嚢を潤した後，涙点から涙嚢を経由して下鼻道に排出される。悲しいときや，痛みのあるときにあふれる涙は主として涙腺から，眼球表面を持続的に潤している涙は副涙腺から分泌される。涙液により眼が常に濡れた状態に保たれることは，結膜や角膜の生理的状態の維持や正常な眼球運動にとって不可欠である。

眼　筋

　眼球に付属する筋肉には，眼球の中にある内眼筋と，眼球の外に付着している外眼筋とがある。内眼筋は毛様体と虹彩に分布し，瞳孔括約筋，瞳孔散大筋および毛様体筋である。
　外眼筋には上直筋，下直筋，内直筋，外直筋，上斜筋および下斜筋の6つの筋がある。
　直筋は，眼窩の先端にあって視神経管の入り口を取り巻いている総腱輪から始まり，前方へ進んで強膜に付着する（図3-10 a）。直筋の強膜への付着部位は，角膜縁からおおよそ，内直筋は5 mm，下直筋は6 mm，外直筋は7 mm，そして上直筋は8 mmである（図3-11）。上斜筋は，総腱輪から始まるが，前方へ進んで眼窩の内上縁に達する。そこに滑車という軟骨があり，それを通って後外方へと方向を変え，上直筋の下を通って，強膜の後上面に付着する（図3-10 b）。下斜筋は，他の外眼筋と異なり，下眼窩縁の内側から始まり，上斜筋と平行に後方に向かい，下直筋の下を通って，強膜の後外面に付着する。下斜筋は，外直筋の付着部から10 mmぐらい後方から外下方にみられる。

眼球運動

　眼球運動は，以上の6つの外眼筋の共同作用によって行われる。眼球運動には，水平運動(内転，外転)，上下運動(上転，下転)，輻湊・開散運動および回旋運動(外回旋，内回旋)がある。眼球が内方に動くことを内転，外方に動くことを外転，上方に動くことを上転，そして，下方に動くことを下転という。

1) 水平運動

　内直筋と外直筋とで行われる。内直筋は眼球を内方，つまり鼻側に動かし，外

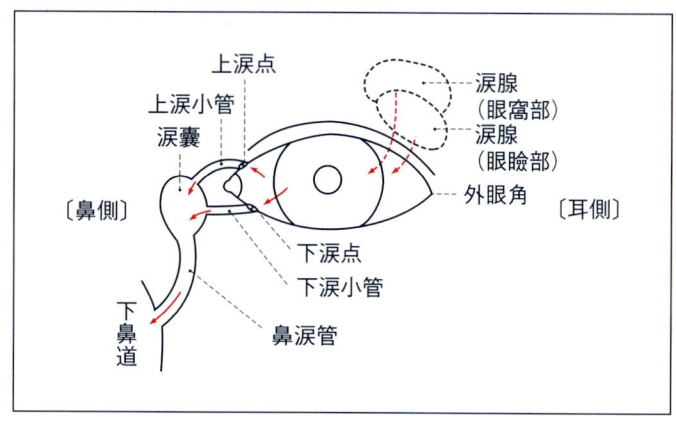

図 3-9　涙器および涙の循環（矢印は涙の経路）

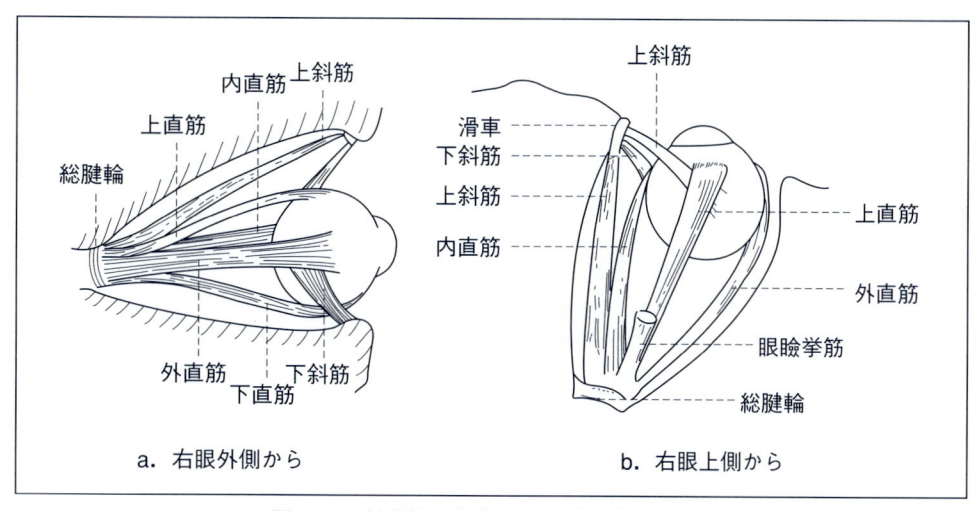

図 3-10　外眼筋の起始部および付着部の位置

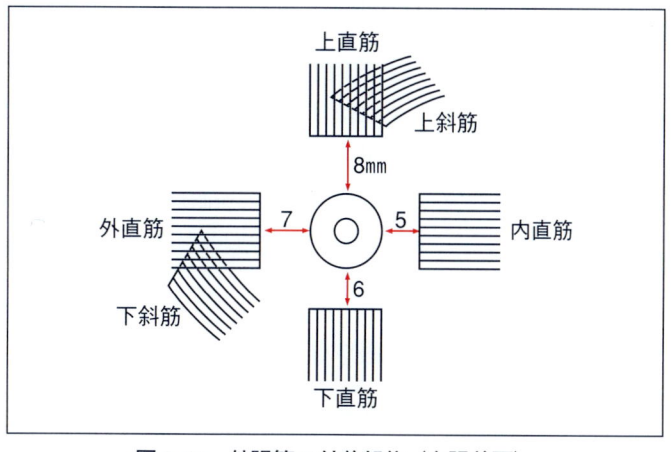

a．右眼外側から　　　　b．右眼上側から

図 3-11　外眼筋の付着部位（右眼前面）

```
        上直筋        下斜筋
   外直筋 ←○〉 内直筋 ←○〉
        ↓             ↓
        下直筋   △    上斜筋
```

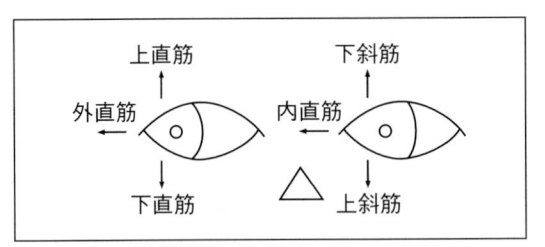

図3-12 注視の方向による外眼筋の作用

直筋は外方，つまり耳側に動かす。右方視のときは，右眼の外直筋と左眼の内直筋が働き（図3-12），左方視のときには，右眼の内直筋と左眼の外直筋とが働く。

2）上下運動

残りの4つの筋が行う。眼球を上転させるのは，上直筋と下斜筋で，下転させるのは下直筋と上斜筋である。これらの4筋は，注視方向によって作用が異なる。これは，眼球に付着している位置が，直筋と斜筋では異なるためである（図3-10）。眼球が外転しているときには主として直筋が，内転しているときには斜筋が主として働いている。

3）輻湊運動

両眼を同時に内方に寄せる運動である。両眼で物を見るときには，どちらの眼も同じ目標に向かわなければならない。したがって，遠くの物を見ているときには，両眼の視線はほぼ平行で眼は正面を向いている。近くの物を見るときには，両眼を同時に内方に寄せなければならない。この運動を輻湊という。また，輻湊した位置から元に戻る運動を開散という。輻湊運動は，両眼の内直筋が働き，開散運動には両眼の外直筋が働く。

4）回旋運動

上下運動をする上下直筋および上下斜筋には眼球を回旋させる働きがある。頭を右に傾けると，右眼は内方に，左眼は外方に回旋する。頭を左に傾けると，右眼は外方に，左眼は内方に回旋する（図3-13）。眼球が，頭部傾斜方向と反対方向に回旋することを眼球の反対回旋という。このように眼球の前後軸を軸としての運動を回旋運動といい，上直筋と上斜筋は内方回旋を，下直筋と下斜筋は外方回旋をする。

5）眼球運動の正常範囲

直接観察法によれば，内転では瞳孔内縁が上下の涙点を結ぶ線まで，外転では角膜外縁が外眼角まで，上転では角膜下縁が内外眼角を結ぶ線まで，下転では角

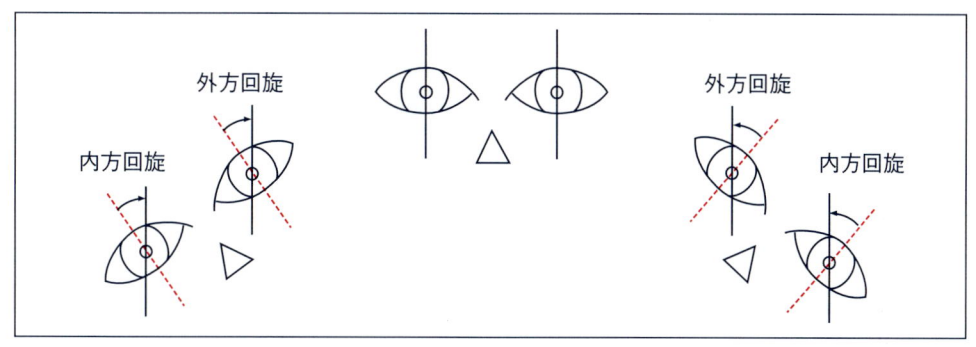

図 3-13　眼球の回旋運動

図 3-14　眼球運動の正常範囲
（赤線は上下涙点を結ぶ線）

膜上縁が内外眼角を結ぶ線まで，輻湊では角膜内縁が上下涙点を結ぶ線までとされている（図 3-14）。

　視覚器は単に眼球とその付属器だけではない。さまざまな筋や神経が眼球を任意の方向に動かし，しかも両眼が共同してあたかも 1 つの器官のように機能したり，さらに両眼視や立体視といった高度の視機能をつかさどっている。

眼　窩

　眼窩は眼球およびその付属器を入れており，周囲は骨壁であり，四角錐型をしている。眼窩には，眼窩腔を囲む 7 つの骨があり，それぞれの骨によって上壁，下壁，外壁，内壁が形成され，眼窩と頭蓋腔との連絡のために視神経と眼動脈が通る視神経管をはじめ，神経や血管が通る上眼窩裂および下眼窩裂がある。

4 光学の基礎

光の性質

電磁波のスペクトル

　光はテレビの電波やX線と同じ仲間の電磁波で，ただそれらとは波長が異なる。そのうち400～800 nm（ナノメーターと読む）の電磁波は，人間の眼に感じるので可視光線という。図4-1のごとくで，波長の短い方から順に，紫，藍，青，緑，黄，橙，赤の色として感じる。これをスペクトルという。これより短い波長（10 nmまで）を紫外線，長い波長（10^5 nmまで）を赤外線という。

光の速度と屈折率

　光の速度は真空中では自然界でいちばん速い（1秒間に30万km）。物質中（媒質という）ではそれより遅くなり，物質によって異なる。図4-2のごとくである。ある物質中と真空中の光の速さの比を屈折率という。たとえば，空気は1.00，水は1.33，メガネに広く用いるクラウンガラスは1.523，同じくプラスチックレンズCR 39は1.498である。

屈折と反射

　光は同一媒質中を進むときは直進する。ある面の明るさは距離の2乗に反比例する。図4-3のごとくである。直進する光が異なる屈折率の媒質へ入射するとき，その境界面で反射か屈折がおこる。たとえば光が空気中から水やガラスへ入射するとき，またはその逆の場合，光は折れ曲がって向きを変えて，新しい物質の中に進んでいく。この現象を屈折という。空気中から水やガラスなどの物質に光が入れば，入射光線は図4-4のごとく境界面で屈折光線として曲げられる。な

お，この場合は入射角より屈折角は小さい。また入射角がある角度（臨界角という）を越えると光は境界面で全反射してしまう。その光は反射光線，角度は反射角という。

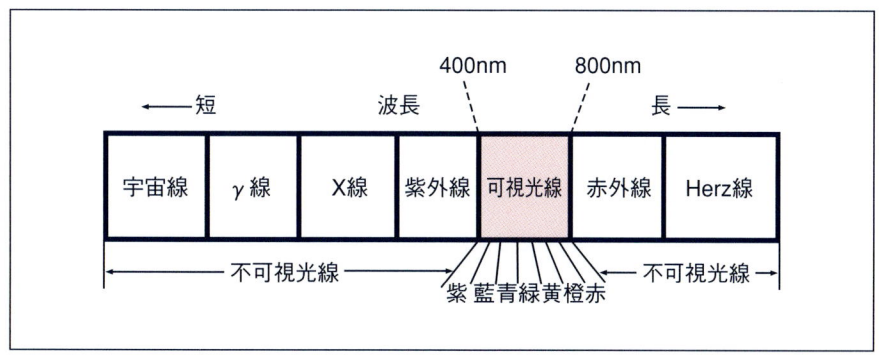

図4-1　電磁波のスペクトル

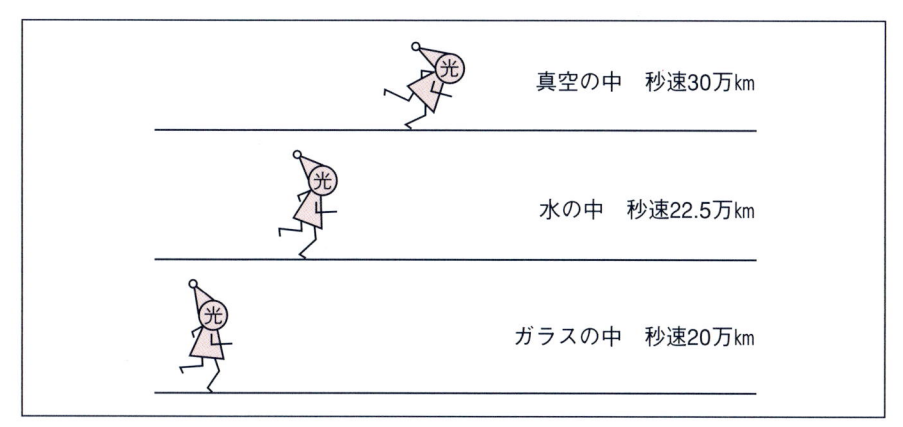

図4-2　光の速度

ある物質中を進む光の速さと，真空中を進む光の速さの比を，その物質の屈折率という。光は大まかには粒子としての性質をもち，詳しくは波としての性質をもつ。

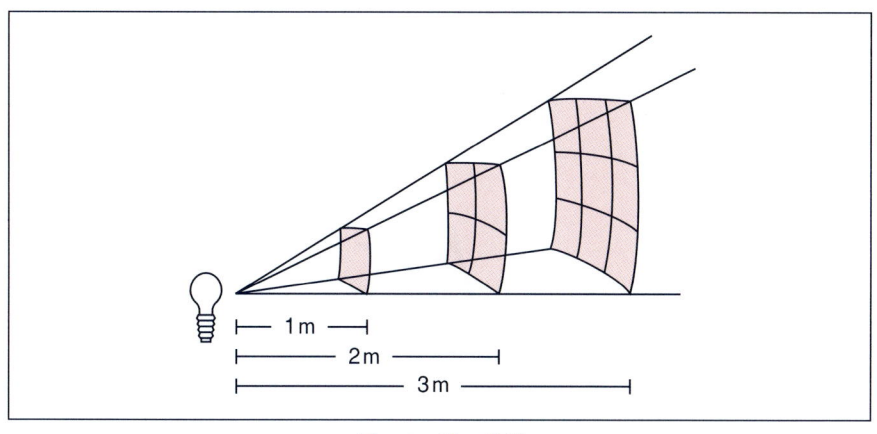

図4-3　光の直進

分　散

　　太陽の白色光をプリズムに導くと，きれいな色の帯が見えるのは，光の波長によって屈折率が変わるため図4-5のごとくになり，これを分散という。これはレンズに色収差をもたらす一方，屈折検査での2色テストとしても用いられている。

偏　光

　　光は横波であるから，偏光板で特定方向の振動をもつ光をカットすることができる。これは一般には遮光・防眩（ぼうげん）レンズとして用いられ，また眼科検査では，左右眼に偏光板の方向を直交させることで両眼分離できることから，立体テストや両眼開放視力検査に応用されている。

回　折

　　波動の性質として，障害物の端で曲がるのを回折といい，この現象を利用して，遠近用二重焦点のコンタクトレンズや眼内レンズが開発されている。

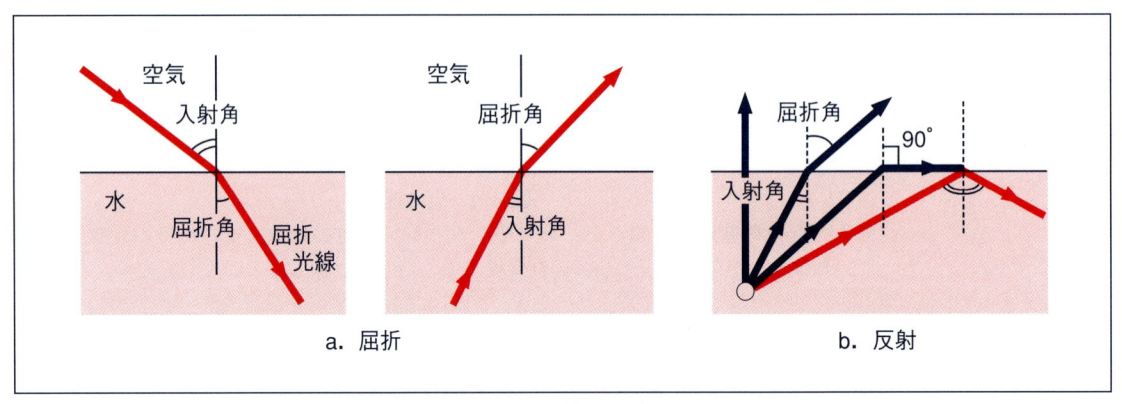

図4-4　屈折と反射

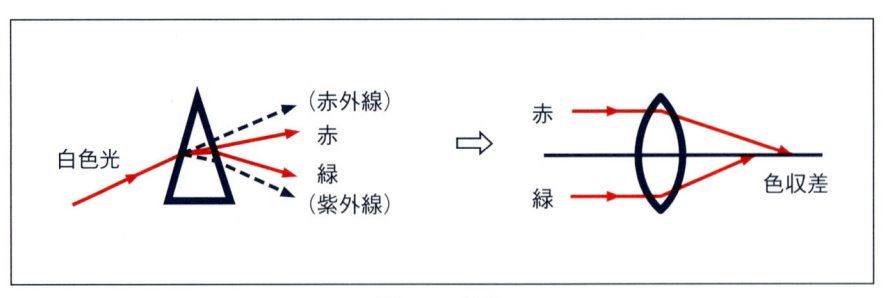

図4-5　分散

幾何光学

光線束の種類

図4-6のごとく光線束は，その広がり方から発散光線束（a），収束光線束（b）および平行光線束（c）に分けられる。

プリズム

プリズムは，光の進行方向を図4-7 a のように基底の方向に曲げる。単位はプ

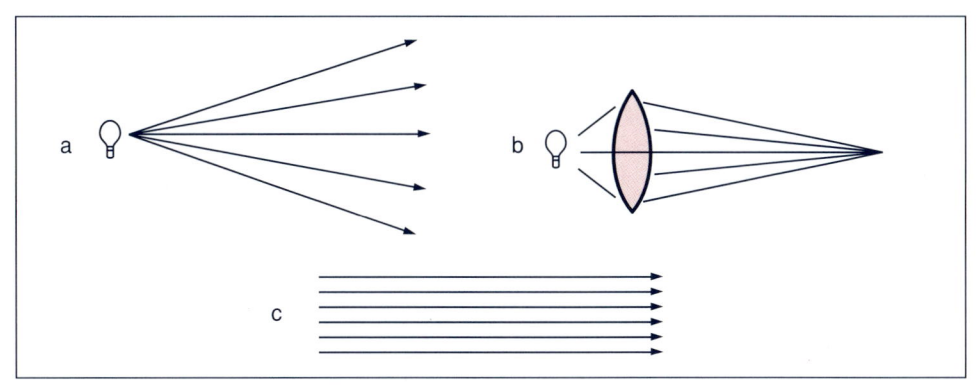

図4-6　a. 発散光線束　b. 収束光線束　c. 平行光線束

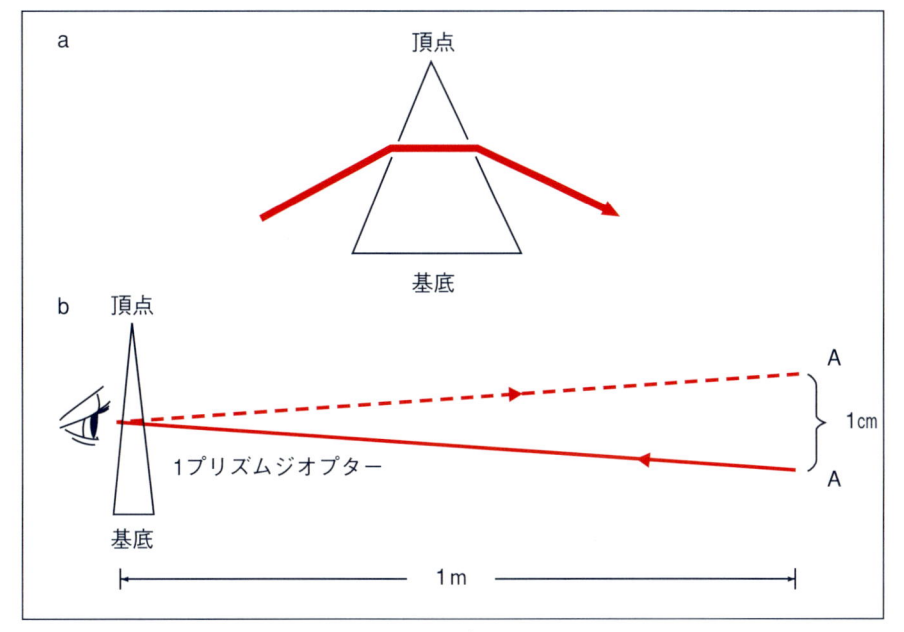

図4-7　プリズム

リズムジオプター（Δ）といい，図4-7bのごとく1mの距離にあるものが，1cmずれて見えるとき1プリズムジオプターという。

プリズムの処方

眼に装用したとき，プリズムジオプターと基底の角度（図4-8a）を記入する。角度が水平，垂直のときは，

　　右眼0°または左眼180°……………基底内方（in）
　　右眼180°または左眼0°……………基底外方（out）
　　90°……………………………………基底上方（up）
　　270°……………………………………基底下方（down）とする。

5Δ30°，2Δ基底内方，1Δ base out などと記載する。2枚のプリズムを装用したときは1枚のプリズムに合成できる。たとえば2Δ base up と3Δ base in ならば，方眼紙上に（図4-8b）おのおののプリズムジオプターの値だけの長さをその基底の方向に記入すると，ものさしで測ったその対角線の長さが合成プリズムのプリズムジオプターとなり，基底はその対角線の方向となる。分度器でγを計り base γ° と書く。

球面レンズ

レンズはこのプリズムを図4-9のように多数重ねた極限である。真ん中の厚いものを凸レンズといい，光を収束させ，周辺の厚いものを凹レンズといい，光を発散させる。平行光線がレンズに入ってきたとき収束する光線が集まる点，または発散する光線の延長線が集まる点をレンズの焦点といい，レンズの後頂点（眼に近い方の頂点）から焦点までの距離を焦点距離という。レンズの強さを屈折力といい，焦点距離（メートル）の逆数で表し，ジオプター（D）という。焦点距

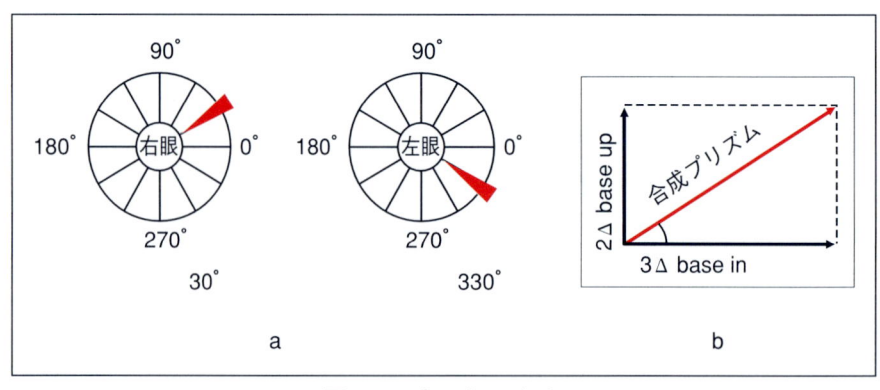

図4-8　プリズムの処方

離1mのレンズは1Dである。凸レンズは正，凹レンズは負となる。したがって，焦点距離2mの凸レンズは＋0.5Dであり，20cm（1/5m）の凹レンズは－5.0Dである。これらのレンズは球を切りとった型をしているので球面レンズといい，sph＋3.00D，S－1.25Dのように書き，凸レンズは遠視，凹レンズ

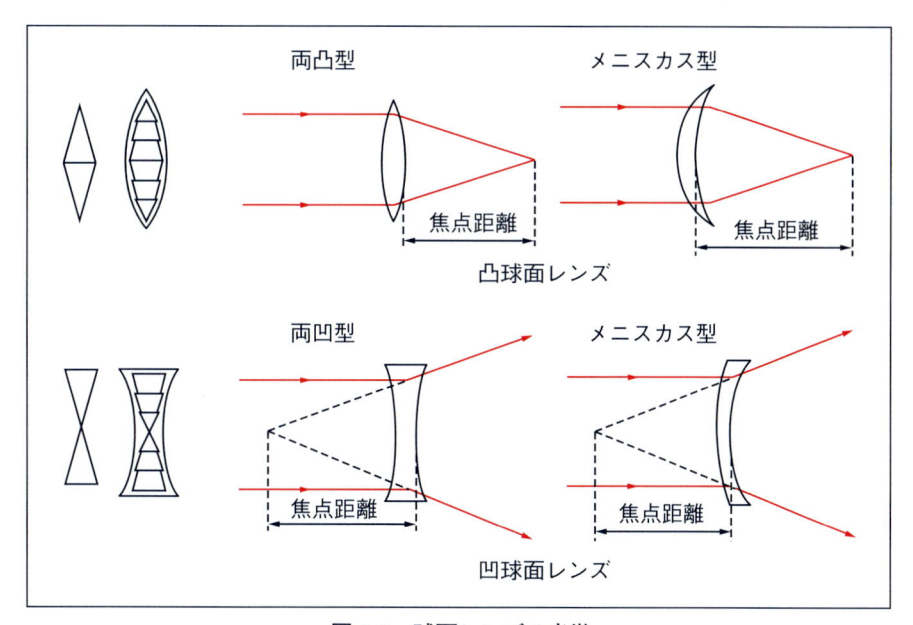

図4-9　球面レンズの光学

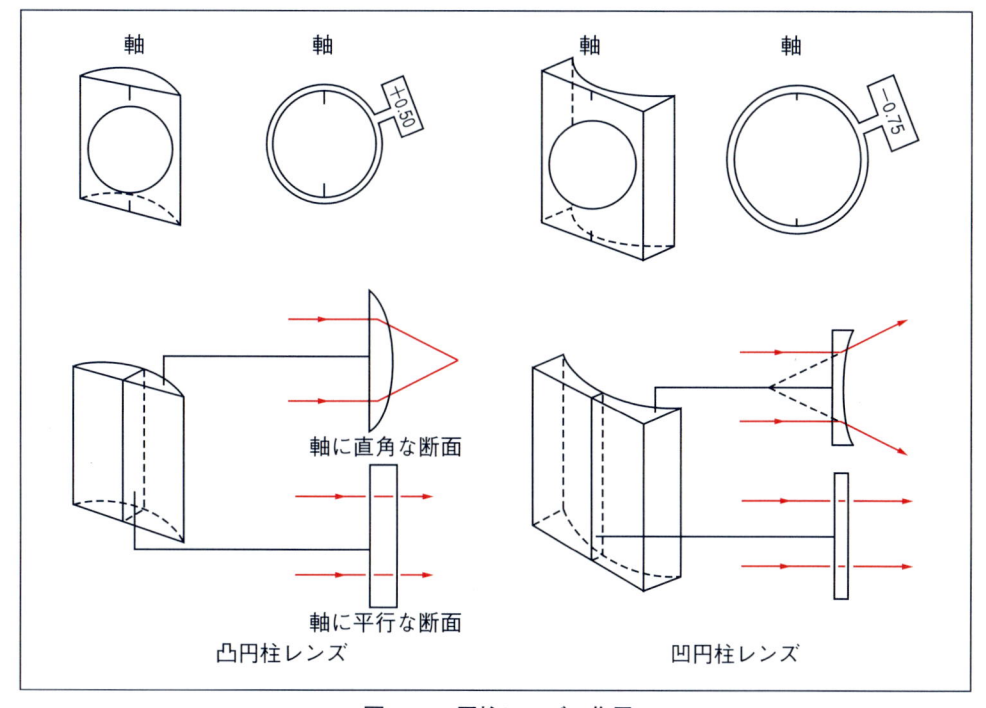

図4-10　円柱レンズの作用

は近視の矯正に用いる。

円柱レンズ

　球面レンズに対し，円柱を切りとった型をしている円柱レンズがあり，乱視の矯正に用いる。円柱レンズは軸に直角な断面では，球面レンズと同様に光を収束または発散させ，軸に平行な断面では素通しのガラスと同じである（図 4-10）。cyl＋2.25 D 180°，C－1.50 D 45°のように，装用させる軸の方向を併記し乱視の矯正に用いる。

レンズのプリズム作用

　レンズを眼に装用するとき，通常レンズの光軸と視線を一致させるが，意図的に両者をずらすと，レンズにプリズム効果が生じる（図 4-11）。
　たとえば，近視矯正の凹レンズの両眼レンズの光学中心間距離が，瞳孔間距離より大きければ，プリズム基底内方の効果が出るし，凸レンズではその反対になる。したがって，視線が光学中心を通ることは大切である。また斜位の場合，意図的に光学中心をずらし（偏心という），プリズム効果をねらう処方をすることもある。なおレンズ度が強いほど，偏心量が大きいほどプリズム効果は大きくなる（プレンティスの法則）。

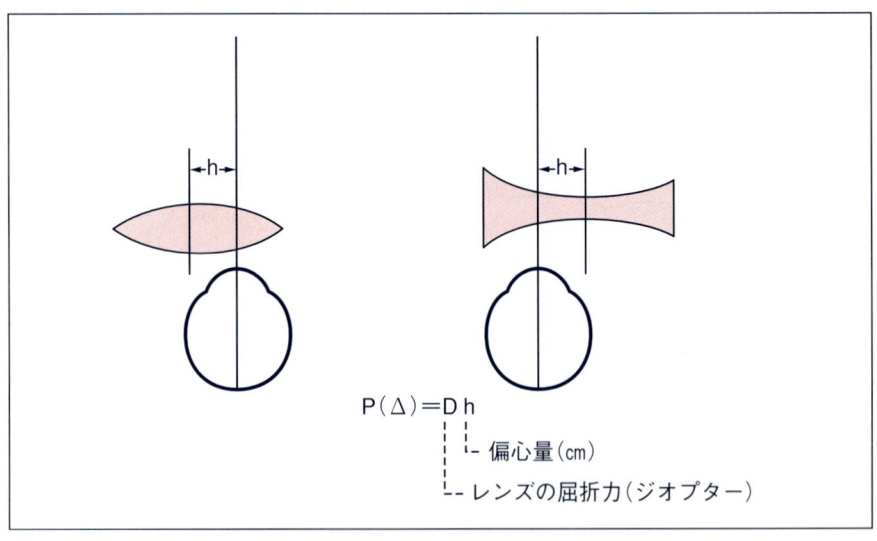

$P(\Delta)=D\,h$
　　├─ 偏心量(cm)
　　└─ レンズの屈折力（ジオプター）

図 4-11　偏心によるプリズム効果（プレンティスの法則）

光学系としての眼

光学的にみた眼（模型眼）

　光学系としての眼球は角膜，房水，水晶体，硝子体の中間透光体と，網膜，虹彩よりなる。眼球はカメラと似ており，角膜，水晶体は凸レンズに，虹彩は絞りに，網膜はフィルムに相当する（図4-12）。

　眼球全体の屈折力は非調節時約60Dで，その2/3を角膜，1/3を水晶体が担っている。カメラでは凸レンズを前後に動かしピント合わせを行うが，眼球は毛様体筋の緊張と水晶体自身の弾性によって，主として水晶体の曲率を変えて屈折力を変え，外界の像を網膜上に結ばせる。これを調節という（図3-7参照）。水晶体屈折の可変域は0～15Dであり，年齢によってほぼ一定で，年齢が長ずるに従い減少する。その結果42～43歳ぐらいになって近くが見にくくなった状態が老視である。屈折力を増やす能力が衰えた分だけ凸レンズを装用すると，近くが見えるようになる。これが近用眼鏡である。

眼とレンズとの関係

　眼球の光学系をまとめると1個の凸レンズと考えてよい。平行光線が網膜上に像を結ぶのが正視，これより凸レンズの厚すぎるのが近視，薄すぎるのが遠視で

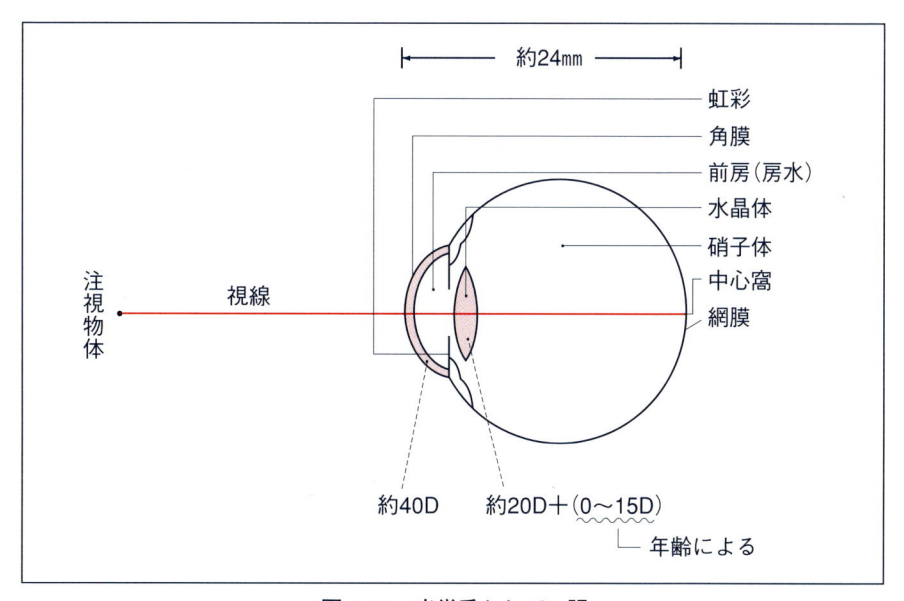

図4-12　光学系としての眼

ある（図4-13 a）。したがって屈折異常の矯正レンズでは，それぞれの過不足を補った結果が正視となるようなレンズであればよい（図4-13 b）。

レンズによる網膜像の拡大効果

通常，眼鏡レンズは角膜の頂点より前方12 mmの位置に置くことによって，そのレンズの度の矯正効果が得られるが，この頂点間距離が長くなれば，すなわち眼からレンズを離すほど凹レンズの効果は弱くなり，凸レンズの効果は強くなる。頂点間距離が短くなれば，この逆である。コンタクトレンズはこの距離が0に近くなるので，レンズの度の効果は変わる。すなわちコンタクトレンズでは凸レンズは強い度が必要で，凹レンズでは弱くする。また眼鏡レンズは頂点間距離があるために，外界の像の拡大・縮小効果をおこす。簡略な公式では，拡大（％）はおよそ〔頂点間距離（cm）×レンズ度〕で表される。したがって頂点間距離が長いほど拡大・縮小効果が大きくなる。そこで大きい差のある屈折性不同視には，コンタクトレンズが不等像視が出にくいとされている。

眼鏡レンズの種類

材質からの種類

眼鏡レンズはガラスとプラスチックに分けられる。ガラスレンズでは，最も代表的なものはクラウンガラスで屈折率1.523，アッベ数58.5，比重2.54である。アッベ数とは色の分散によるレンズの着色の程度を示すもので，大きいほど着色

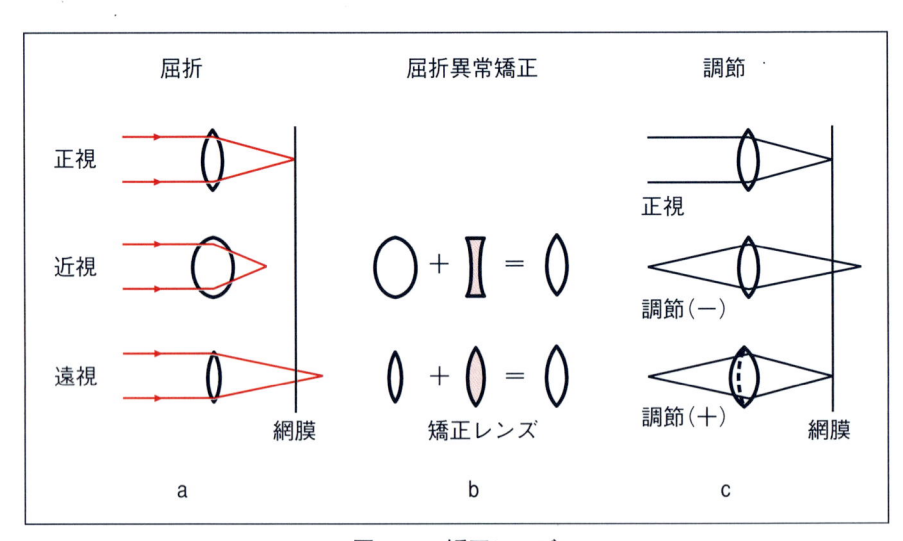

図4-13 矯正レンズ

は少ないことになる。プラスチックレンズの代表的なものはCR 39といい，屈折率1.498，アッベ数57.8，比重1.32である。この両者を比較するとプラスチックレンズは軽くてよいが，レンズの厚みが大きくなる。最近はレンズを薄くするため，屈折率の高いものが開発されており，ガラスでは屈折率1.6〜1.8にまで上げ，プラスチックでも屈折率1.6以上にまで上がってきているが，どちらの場合もアッベ数が小さくなる傾向にある。今後さらに屈折率を上げながら，アッベ数を上げ，比重を下げるよう開発が進むであろう。

形状からの分類

　眼鏡レンズは図4-14のごとく通常はメニスカスレンズが用いられる。これは収差を少なくするための基本設計で，凸レンズでは後面−6.0Dの，凹レンズでは前面＋6.0Dのカーブで設計されている。このことから，度が強くなると，凸レンズでは前面に大きく膨れることになり，凹レンズでは影響が出ないことになる。通常の検眼レンズは図のごとく両凸・両凹レンズや，平凸・平凹レンズが用いられている。そのほか，度の強いレンズには非球面レンズやレンチキュラールレンズが用いられる。

多焦点レンズ

　二重焦点，三重焦点，累進多焦点の3種類がある。二重焦点は図4-15のごとく読書用に近用部をレンズ下方につけて，1枚のレンズとしたものである。方法は従来から切り継ぎ，張り付け，すり分け，融着などがあったが，近年はほとんど融着法である。クリックトップ型は遠用分類から視線を近用部に移すとき，像の跳躍が著しいので，小玉の上をカットしたアイデアル型が広く用いられる。また，近用部を広くしたエグゼクティブ型（これはすり分け）がある。

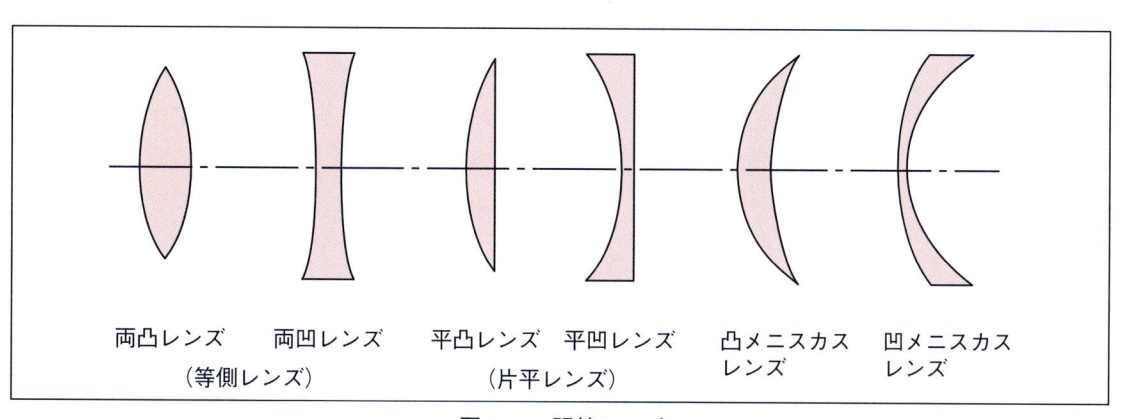

図4-14　眼鏡レンズ

三重焦点は中間距離を見るため，遠用部と近用部の間に中間部のあるものである。

最近は，上方の遠用部より下方の近用部まで，連続して度が変わる（累進帯という）累進多焦点レンズが開発された。当初は側方視でのひずみなどがあったが，現在ではずいぶん改善され，境目のない老眼鏡として，多焦点レンズの過半数を占めるほどに広く用いられるようになった。ここで大切なことは，現在では実に多くのデザインのレンズが提供されるようになっているので，患者のニーズ，職業，年齢などに応じてレンズデザインを選択して処方することである。基本的な種類としては，図4-16のごとく，遠近主体，遠中主体，近中主体やバランス型などを指定したいものである。

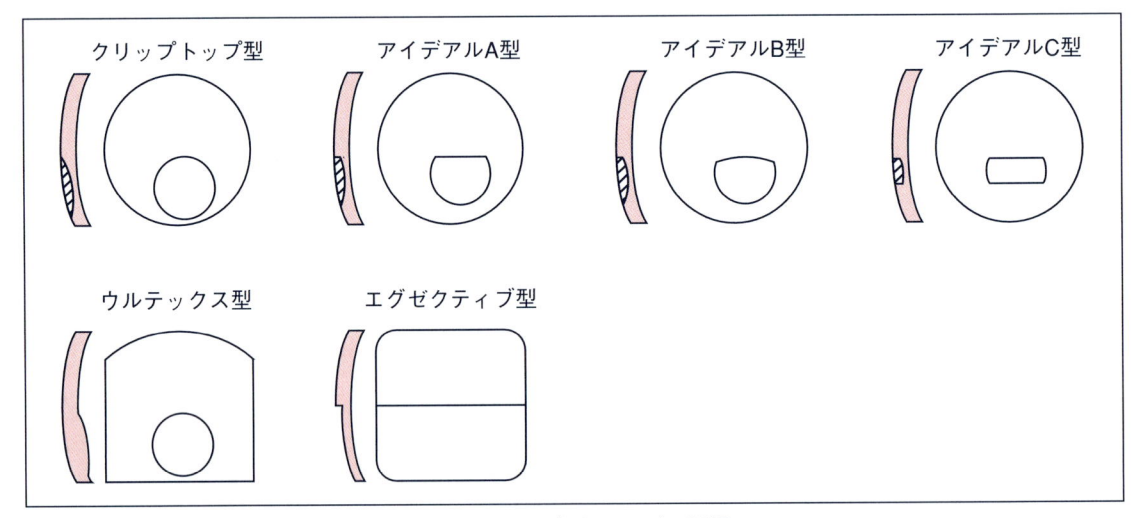

図4-15　二重焦点レンズの種類

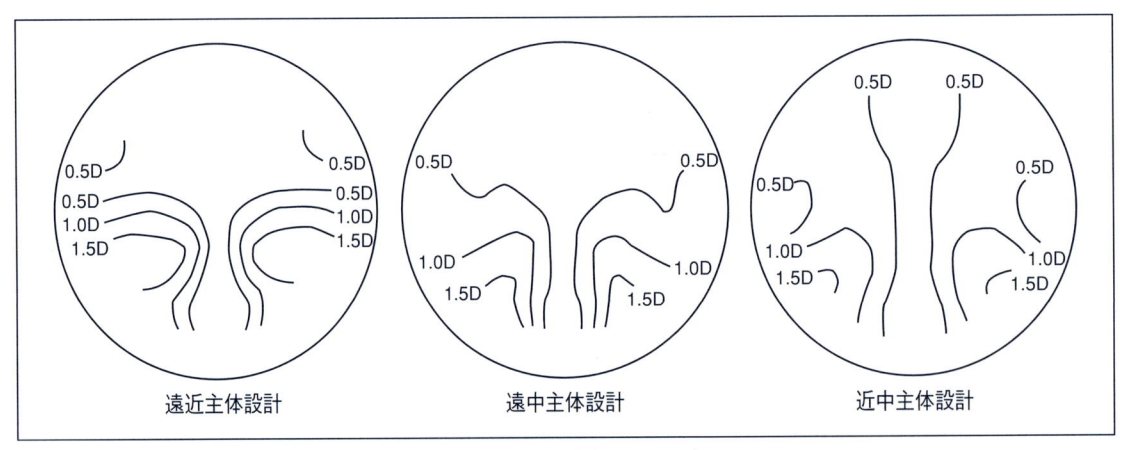

図4-16　累進多焦点レンズ

眼とレンズの関係

眼球の経線と屈折度の表し方（図4-17）

　　眼の乱視軸は，乱視の矯正に凹円柱レンズを使うとすれば，（+）と（-）屈折度がある場合は（+）のある経線の角度，（+）だけの場合はその数値の大きい方の経線，（-）だけの場合はその数値の小さい方の経線の角度となる。凸円柱レンズを使うとすれば，その関係は逆になる。

矯正レンズの表し方

　　3Dの遠視 |+3.00 D に対してはS+3.00 Dのレンズで，3Dの近視 |-3.00 D に対してはS-3.00 Dのレンズで矯正する。

　　遠視性単乱視 |+3.00 D / 0 は，C+3.00 D axis 180°で矯正する。遠視性複乱視は |+1.50 D / +3.00 D は，S+3.00 D◠C-1.50 axis 180°またはS+1.50 D◠C+1.50 D axis 90°で矯正する。前者は，|+3.00 D / +3.00 D の凸球面レンズと |-1.50 D / 0 の凹円柱レンズの組み合わせであり，後者は，|+1.50 / +1.50 の凸球面レンズと |0 / +1.50 の凸円柱レンズの組み合わせであり，矯正効果は全く同じである。

　　近視性単乱視 |-3.00 D / 0 は，C-3.00 D axis 180°で矯正する。近視性複乱視は |-3.50 D / -1.50 D は，S-1.50 D◠C-2.00 D axis 180°で，すなわち，|-1.50 D / -1.50 D の凹球面レンズと |-2.00 D / 0 の凹円柱レンズの組み合わせで矯正する。凸の円柱レンズを用いることも可能であるが，通常は用いない。

　　|-1.50 D / +1.00 D のような混合乱視は，|+1.00 D / +1.00 D の凸球面レンズと |-2.50 D / 0 の凹円柱レンズの組み合わせであるS+1.00 D◠C-2.50 D axis 180°で矯正する。|-1.50 D / -1.50 D の凹球面レンズと |0 / +2.50 D の凸円柱レンズを用いたS-1.50 D◠C+2.50 D axis 90°も同じ矯正効果である。

4. 光学の基礎

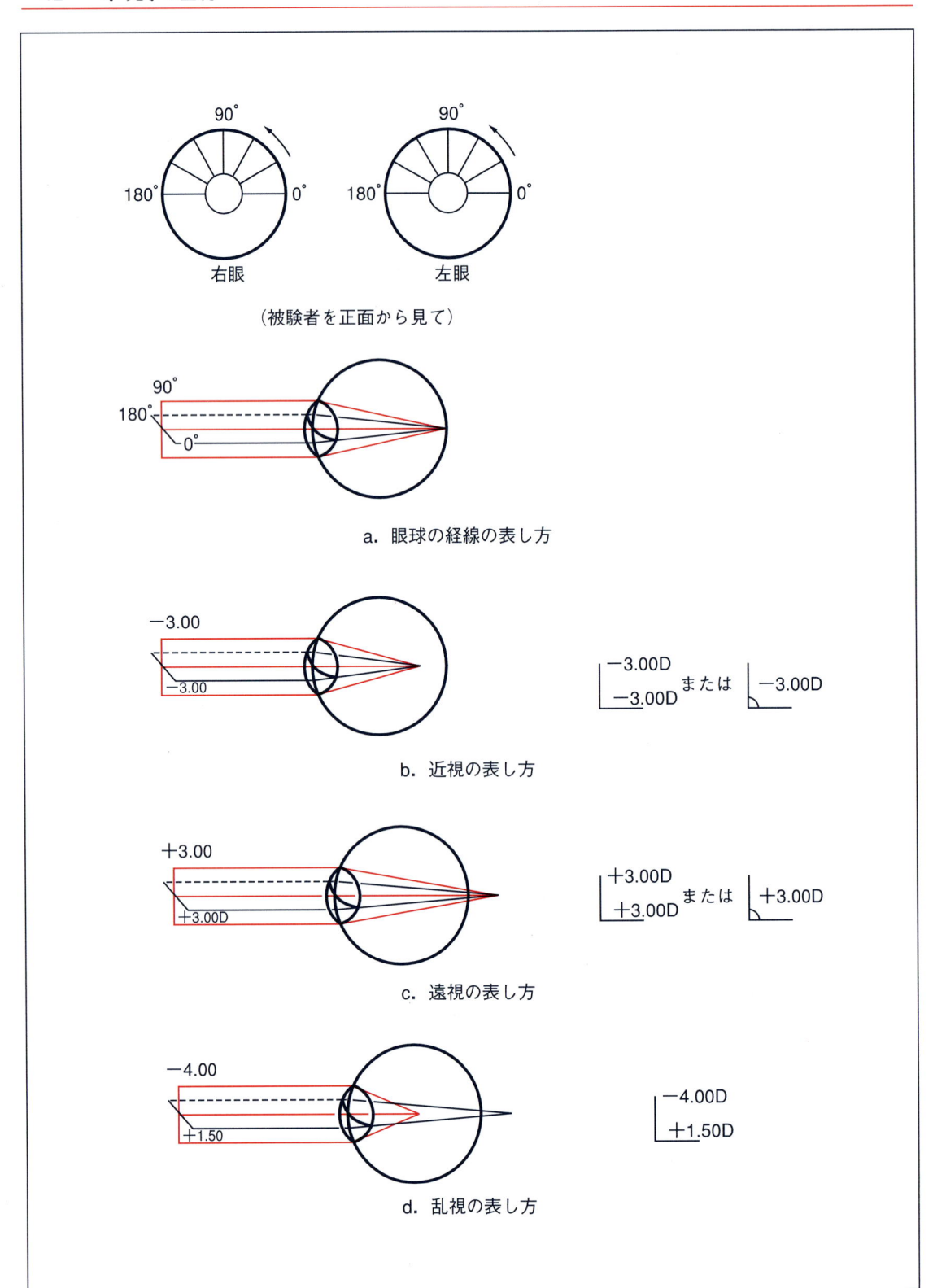

右眼　左眼

（被験者を正面から見て）

a. 眼球の経線の表し方

b. 近視の表し方

c. 遠視の表し方

d. 乱視の表し方

図 4-17　眼球の経線と屈折度の表し方

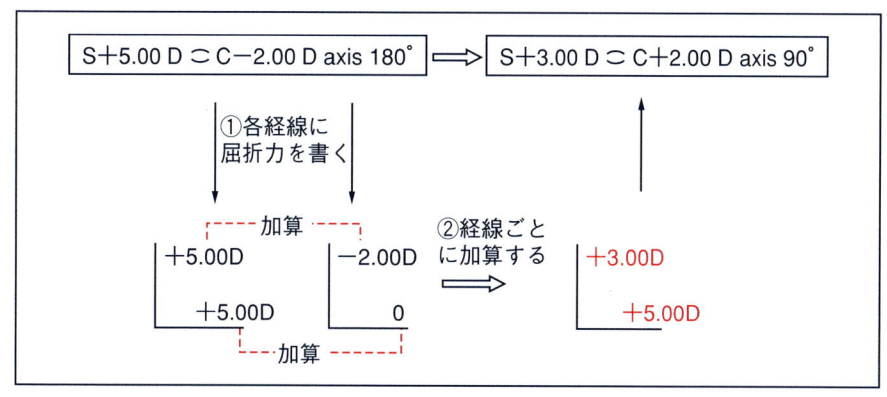

```
┌─────────────────────────────────────────────────────────────────┐
│   S＋5.00 D ⊃ C－2.00 D axis 180°  ⟹  S＋3.00 D ⊃ C＋2.00 D axis 90°   │
│                                                          ↑       │
│              ①各経線に                                            │
│              屈折力を書く                                          │
│                 ↓                                                │
│              ┌──加算──┐                                         │
│          ＋5.00D      －2.00D    ②経線ごと    ＋3.00D              │
│                                 に加算する  ⟹                    │
│          ＋5.00D        0                    ＋5.00D              │
│              └──加算──┘                                         │
└─────────────────────────────────────────────────────────────────┘
```

図 4-18　円柱レンズの転換法

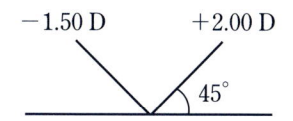

　　－1.50 D　　＋2.00 D
　　　　＼　／
　　　　　＼／45°
　　─────────────

上記のような混合斜乱視は，S＋2.00 D ⊃ C－3.50 D axis 45°で矯正する。凹球面レンズと凸円柱レンズを用いて S－1.50 D ⊃ C＋3.50 D axis 135°で矯正することもある。両者は同じ矯正効果である。

円柱レンズの転換法

　放射線乱視表を使う自覚屈折検査法では，通常，凹円柱レンズを用いる。一方，遠視性乱視の矯正レンズは，凸円柱レンズで表示することが実務上多い。凹凸を入れ替えて，同じ効果が得られるようにするのを円柱レンズの転換法という（図 4-18）。

5 視機能とその異常

視　力

視力の定義

　視力とは物体の形や存在を認識する眼の能力である。
　中心窩で見た視力のことを中心視力，中心窩以外で見た視力のことを中心外視力という。中心外視力は中心視力に比べると非常に不良であり，視線が2°ずれれば0.4に，5°ずれれば0.1に下がる。中心視力と中心外視力の関係を示したものが図5-1である。一般に視力は網膜の中心窩の機能を示している。中心窩で固視できない弱視の視力は中心外視力であるため，視力は悪い。

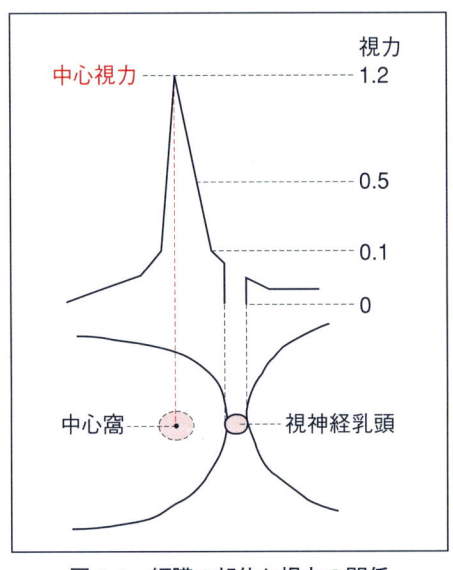

図5-1　網膜の部位と視力の関係

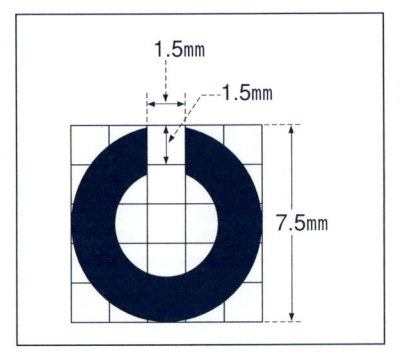

図5-2　ランドルト環（単位の視標）

視力の単位

　視力は2点を2点として見分けることのできる最小視角で表す。正常の最小視角は1′である。眼と物体の距離が近ければ小さいものでも見えるが，遠ければ大きいものでないと見えない。

　視力を表すのに，単位の視標を用いる。単位の視標には図5-2のように直径7.5 mm，太さ1.5 mm，切れ目の幅1.5 mmのランドルト環を用い，これを5 mの距離から見ると視角1′となり，これを見分けることのできる視力を1.0という。視角が2′になれば視力は1/2の0.5，視角が5′になれば1/5の0.2となる。これは1909年の国際眼科学会の協定によって定められたものである。実際には1.2見える人が多い。

視力の種類

1）裸眼視力と矯正視力

　屈折異常を矯正しないで測定した視力のことを裸眼視力，屈折異常を矯正して測定した視力のことを矯正視力という。単に視力といえば矯正視力を意味する。したがって，視力が悪いというのは矯正視力が不良ということになる。

2）遠見視力と近見視力

　遠距離で測る視力を遠見視力といい，近距離で測る視力を近見視力という。普通の視力検査は検査距離5 mで，遠見視力を測定していることになる。近見視力は通常30 cmで測定する。小児では一般に遠見視力に比べ近見視力の方がよい。

3）字ひとつ視力と字づまり視力

　字ひとつ視力は単一視標，つまり1個の視標を用いて測定した視力のことで，通常視標としてランドルト環を用いる。これに対して，字づまり視力は通常の視力表のような併列視標を用いて測定した視力のことである。小児や弱視では字づまり視力の方が字ひとつ視力より不良であり，この現象を読み分け困難という。

4）片眼視力と両眼視力

　普通，視力というと一方の眼を遮閉して片眼ずつ測定した視力のことである。これに対して，両眼を開いたまま測定した視力のことを両眼視力あるいは両眼開放視力という。

一般に両眼視力の方が片眼視力よりよい。とくに，片眼視力に比べ両眼視力が著しくよい場合として潜伏眼振がある。この場合，両眼視力は1.2あっても，片眼を遮閉すると眼振がおこって視力が低下し，時には0.1にまで下がってしまうこともある。

視力の異常

視力の異常の原因には，次のような場合がある。
（1）透光体の疾患：角膜，水晶体，硝子体の混濁。水晶体の混濁のことを白内障という。
（2）網膜・ぶどう膜の疾患：眼底出血，ぶどう膜炎など
（3）視神経・視路の疾患：視神経炎，脳腫瘍，脳出血，脳炎など
（4）眼圧の異常：眼圧により視機能が障害される疾患を緑内障という。
（5）屈折・調節の異常
（6）機能的な異常：弱視，ヒステリー，心因性視力障害

視　野

視野の定義

視野とは眼を動かさないで見ることのできる範囲である。

視野は固視点を中心とした角度で表すが，視標の色，大きさ，明るさを変えるとその大きさが変化する。そこで，視野は光に対する感度を表したものともいえる。視標の大きさ，明るさを変えて測定した視野のことを量的視野という（図5-3）。また，動的視野は視標を動かして見えた点の軌跡で，静的視野は視標を固定して明るくしていったときの見えた点の軌跡である。

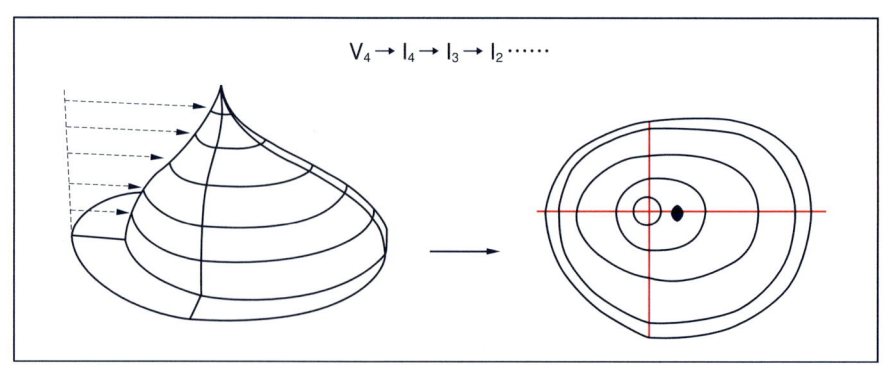

$V_4 \rightarrow I_4 \rightarrow I_3 \rightarrow I_2 \cdots\cdots$

図5-3　量的動的視野

視野の広さ

　正常視野の広さは外方100°，下方70°，内方および上方60°である（図5-4）。色では白，青，赤，緑の順で狭くなり，視標の大きさが大きいほど，明るさは明るいほど視野は大きい。

　正常の視野では，固視点の耳側15°の位置に直径5°の円形の見えない部分があり，これをマリオット盲点というが，マリオット盲点は眼底における視神経乳頭に相当する。図5-5には中心部の視野を示してある。

視野の異常

1）狭　窄

　視野の広さが狭くなるものをいう。網膜や視神経の疾患，緑内障，ヒステリーでおこる。視野全体が狭くなったものを求心狭窄という（図5-6）。

2）半　盲

　視野の半分が見えなくなるものをいう。視神経交叉およびそれより上の視路の障害でおこる（図5-7，8）。

3）暗　点

　視野の中に見えない部分があるものをいう。固視点を含んで暗点があることを中心暗点という（図5-9）。網膜や視神経の疾患でおこる。

　視野障害が進展して，中心部が欠損すると，視力，色覚が障害され，周辺部が欠損すると，夜盲となる（図5-10）。

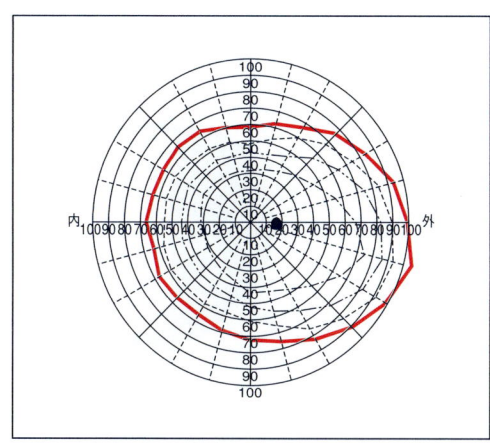

図5-4　正常周辺視野（右眼）

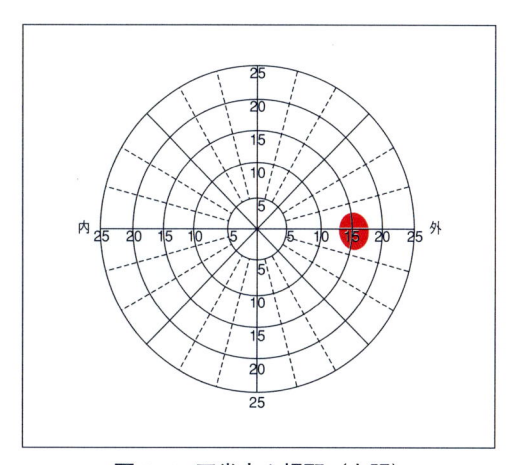

図5-5　正常中心視野（右眼）

48   5. 視機能とその異常

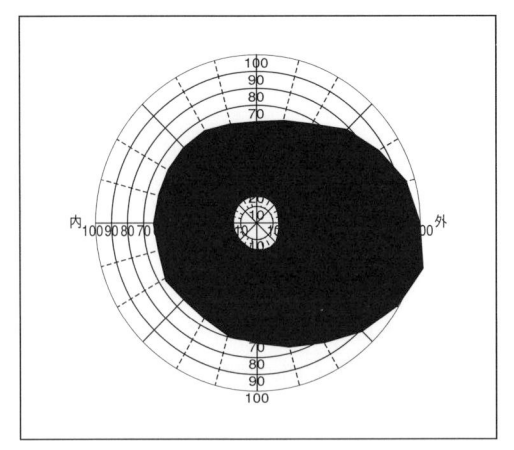

図5-6　求心狭窄（右眼）

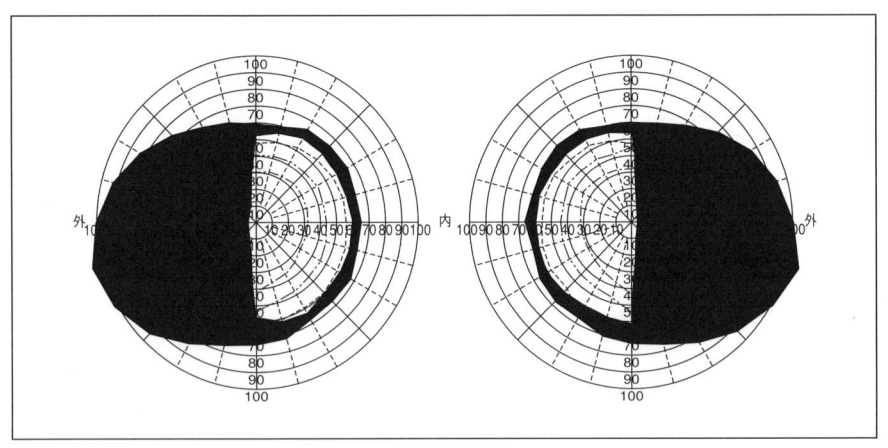

図5-7　両耳側半盲

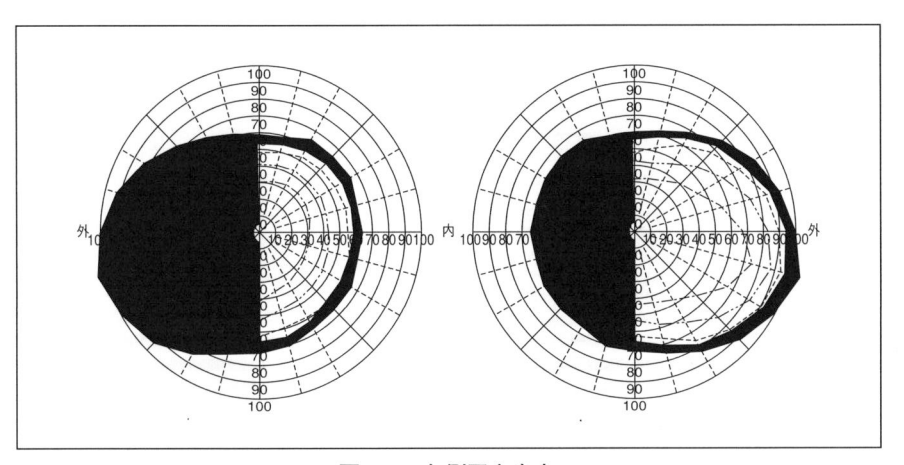

図5-8　左側同名半盲

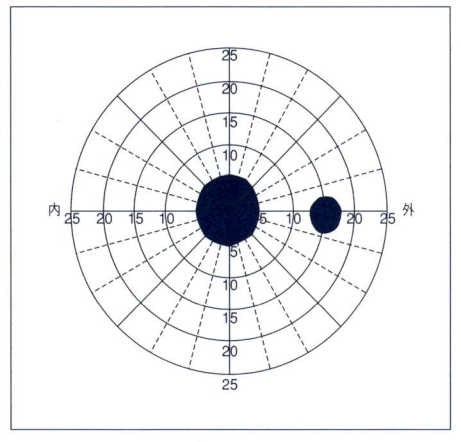

図 5-9　中心暗点（右眼）

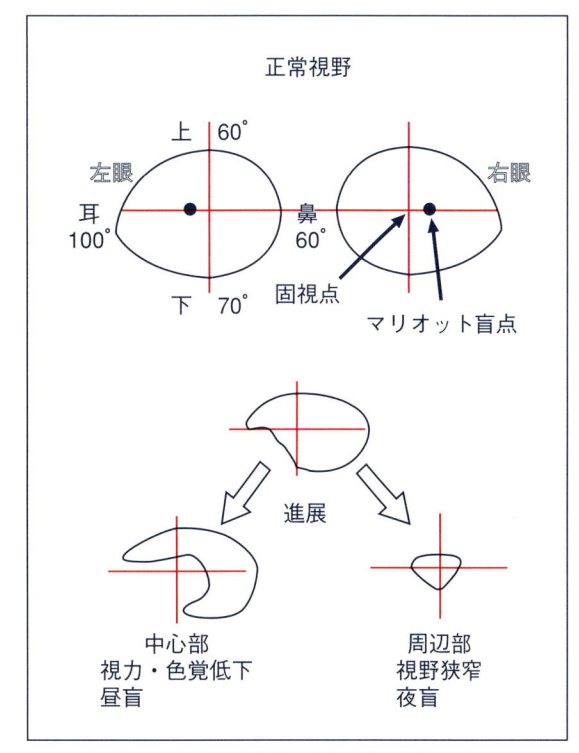

図 5-10　視野障害と視機能

色　覚

色覚の定義

　色覚とは色を感じる眼の機能のことである。色覚は視細胞のうち，錐体の機能であるから，網膜の中心部でよく，周辺部で不良であり，明るい所ではよく，暗い所では不良である。
　色覚は波長 400〜800 nm（ナノメーター）の可視光線の範囲に限られる。

色覚の異常

1）先天色覚異常

　1色型色覚（全色盲）は錐体の機能がなく，色覚が全く欠除しているもので，視力は 0.1 程度と不良で，羞明，眼振を伴う。全色盲では色覚の異常よりも視力障害が問題になる。羞明があるため遮光眼鏡が用いられる。

2色型色覚（赤緑色盲）と異常3色型色覚（赤緑色弱）とを合わせて赤緑色覚異常という。赤色盲（弱）を第1色覚異常，緑色盲（弱）を第2色覚異常という。赤緑色覚異常は錐体機能が不完全で，赤緑の色覚が不十分なものである。これは性染色体劣性遺伝であるため男子に多く，男子は全人口の約4〜5％であるのに対し，女子はその1/20と少ない。見かけの色覚は正常であるが，色覚異常の遺伝子をもつ保因者の女子を通じ，男子に遺伝する場合が多い。先天色覚異常の治療法はないが，赤緑色覚異常があっても社会生活にはほとんど支障がない。

2）後天色覚異常

視神経，網膜および脈絡膜の疾患のときにみられる。

光　覚

光覚の定義

光覚とは光を感じ，その強さを区別する機能である。杆体は暗い所で働くから，暗い所では視野の周辺部が比較的よく見え，色は感じない。杆体が主として働いている状態を暗順応といい，錐体が主として働いている状態のことを明順応という。

明るい所から急に暗い所に入ると，初めは見えないがだんだん見えてくる。これに対して暗い所から急に明るい所に入ると，初めは見えないがすぐに見えてくる。つまり，暗順応の時間は長いが，明順応の時間は短い。

光覚の異常

1）夜　盲

暗順応の障害のことを夜盲といい，暗い所でよく見えない。杆体の機能障害である。網膜色素変性はその代表的な疾患である。

2）昼　盲

明るい所でよく見えず，やや暗い所の方が視力のよいものである。錐体の機能障害でもおこる。全色盲はその代表的な疾患である。

眼　位

正位と斜位・斜視

　両眼で遠い所にある目標を見ていて，片眼を遮閉したとき，おおわれた眼はその眼の固有の位置をとる。これが臨床的に用いられる眼位で，両眼の視線が正しく目標に向かっている場合が正位，視線がずれるものが斜位または斜視である。斜位は両眼で見ているときには正位になるが，斜視は両眼で見ていても明らかに視線がずれる。斜視は後に述べる両眼視の異常を伴う。

　斜位・斜視には，そのずれの方向によって内斜位(視)，外斜位(視)，上斜位(視)，下斜位(視)がある（図5-11）。

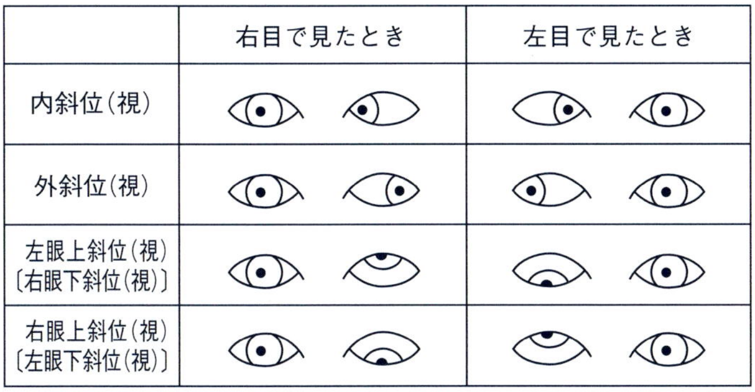

	右目で見たとき	左目で見たとき
内斜位(視)		
外斜位(視)		
左眼上斜位(視)〔右眼下斜位(視)〕		
右眼上斜位(視)〔左眼下斜位(視)〕		

図5-11　眼位異常からみた斜位(視)の種類

眼球運動

外眼筋の作用

　眼球運動は外眼筋の収縮によっておこる。6個の外眼筋の作用は次のとおりである。
（1）内直筋：内転
（2）外直筋：外転
（3）上直筋：上転
（4）下直筋：下転
（5）下斜筋：上転
（6）上斜筋：下転

内直筋と外直筋は水平運動を行うのでまとめて水平筋，上直筋・下直筋・下斜筋・上斜筋は上下運動を行うのでまとめて上下筋という。上下筋の作用が眼球の位置によって効果が違うのは，その解剖学的な位置の違いによる（図3-10参照）。

眼球運動の異常

1）眼筋麻痺

眼球運動が障害された状態で斜視になり，1つのものが2つに見えるようになる。これを複視という。脳，神経，外眼筋の疾患でおこる。

2）眼振（眼球振盪）

意志と無関係におこる眼球の往復運動である。

両眼視

両眼視機能

人間は眼を2つもっているが，この2つの眼はあたかも1つの眼のように働いている。これは両眼で受け入れた感覚を脳で統合して1つの新しい感覚としているからであり，この機能のことを両眼視という。両眼視には融像と立体視がある。融像とは右眼と左眼それぞれの網膜に映った像を1つにまとめてみる働きのことである。立体視とは物を立体的に見る感覚で，これは右眼と左眼が離れていてそれぞれの眼の網膜に映った像の位置が異なる（視差という）ためにおこる。したがって，立体視は片眼では得られない。

両眼視の異常

1）斜　視

両眼視の機能が不良であれば斜視になる。斜視には内斜視，外斜視および上下斜視がある（図5-11）。

2）不等像視

両眼の映像の大きさや形が異なる場合を不等像視（アニサイコニア）という。この場合，両眼の視線が目標に正しく集中していても，両眼の映像を正しく合わせることが困難となり，眼精疲労がおこったり，両眼視ができなくなる。

輻湊と開散

輻湊と開散の定義

　眼前の1点に両眼の視線を集中させる機能を輻湊(ふくそう)(内よせ)という。近い所を見るときには，輻湊とともに調節がおこる。
　眼前の1点に集中している両眼の視線を左右へ分散させる機能のことを開散(外よせ)という。

輻湊と開散の異常

1) 輻湊麻痺

　輻湊ができなくなった状態。近い所を見るときに物が2つに見える。

2) 開散麻痺

　開散ができなくなった状態。内斜視になり，遠い所を見るときに物が2つに見える。

瞳　孔

瞳孔の機能

　瞳孔は瞳孔括約筋と瞳孔散大筋の働きによって大きさが変わり，眼球内に入ってくる光線の量を加減している。
　瞳孔括約筋は瞳孔を小さくし，瞳孔散大筋は瞳孔を大きくする。暗い所では瞳孔が大きくなり，明るい所では瞳孔が小さくなる。眼に光を当てると瞳孔が小さくなることを瞳孔の対光反射という。近い所を見るときには調節，輻湊とともに瞳孔が小さくなり，これを瞳孔の近見反射という。瞳孔の大きさは焦点深度と関係し，瞳孔が小さくなると焦点深度が深くなり，屈折異常の矯正をしなくても裸眼視力がよくなる。そのため，近視の場合，明るい所では瞳孔は小さくなるため視力がよいが，暗い所では瞳孔が大きくなるため見にくくなる。近視の人が眼を細めると裸眼視力がよくなるのもこの現象である。

瞳孔異常

　瞳孔括約筋が麻痺すると瞳孔は大きくなり，これを散瞳といい，瞳孔散大筋が麻痺すると瞳孔は小さくなり，これを縮瞳という。これらの瞳孔の異常は脳，神経や内眼筋の疾患でおこる。また，眼球自身の疾患でも，瞳孔の大きさや形が異常となる。

　瞳孔の大きさを変える点眼薬があり，瞳孔を大きくする点眼薬を散瞳薬，小さくする点眼薬を縮瞳薬という。散瞳薬としてはアトロピン，縮瞳薬としてはピロカルピンが代表的である。小児の眼の屈折検査では調節麻痺薬を用いるが，これは同時に散瞳薬ともなる。散瞳薬が効いているときはまぶしく，調節麻痺のため近い所が見えない。縮瞳薬は緑内障の治療に用いられる。

眼　圧

眼球内の水の循環

　毛様体から後房へ産生された房水は瞳孔を通って前房へ入り，隅角から眼球の外へ排出される（図5-12）。隅角は角膜，強膜および虹彩の境にある部分である。普通，房水の産生と流出とはだいたい平均していて，眼球内の圧，つまり眼圧は 11〜20 mmHg に保たれている。

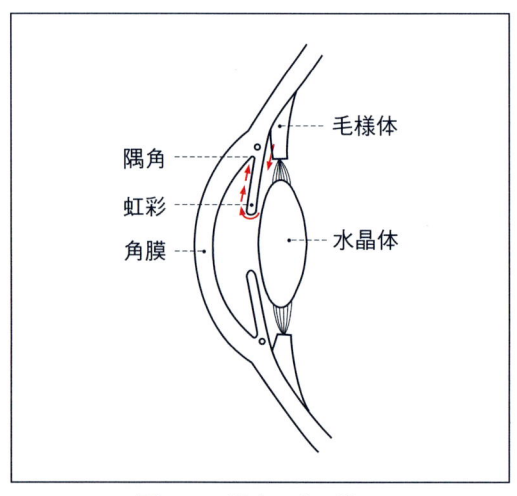

図5-12　眼内の水の流れ

眼圧の異常

　隅角からの房水の流出が障害されると，眼球内に房水がたまり，眼圧が高くなってくる。眼圧のために視機能が障害される疾患が緑内障である。緑内障は眼圧を一定以下にしておかないと進行して，視力は低下し視野は狭くなる。

6 屈折・調節とその異常

屈折・調節の成り立ち

眼は光学器械

　眼はカメラと同様の光学器械といわれているが，両者の光学系を示すと，図6-1のようになる。眼では外界の対象物が，角膜と水晶体で屈折し眼内に入り網膜に像を映す。カメラではレンズで屈折させた像をフィルムに映す。カメラレンズが眼の角膜と水晶体に相当するが，この角膜と水晶体が約60Dの屈折力で，

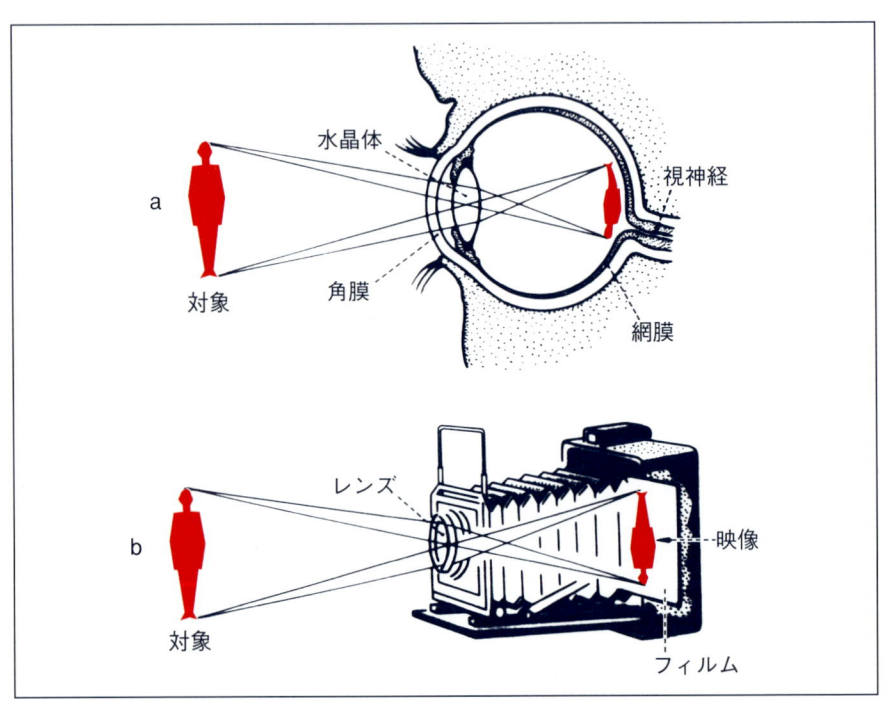

図6-1　眼とカメラの光学

約24 mm の眼軸長分だけ光を屈折させて，網膜に明瞭に映像の焦点を結んでいる。角膜がその2/3を，水晶体が1/3を分担している。網膜がフィルムに相当する。また瞳孔がカメラの絞りに相当し，外界の明暗に応じて開いたり縮んだりする。また近くの細かい物を見るときには，明瞭に見るために瞳孔は縮んで焦点深度は深くなる。カメラの絞りも同様の役目を果たしている。

静的屈折と正視

視器の構造で述べたように，水晶体の屈折力は毛様体筋の緊張によって左右される。遠見はその緊張を弛緩させた状態で行う。その際の本来の屈折状態を静的屈折という。この静的屈折状態で，無限遠からの平行光線が眼内に入り，ちょうど網膜に焦点が合った状態を正視といい，図6-2のようになる。これは角膜と水晶体の屈折力がうまく眼軸長とつり合った場合である。一方静的屈折状態で，平行光線の焦点が網膜に結ばない場合を屈折異常という。すなわち，屈折は主として角膜・水晶体の屈折力と眼軸長とのバランスで決められる。

動的屈折（調節）と老視

無限遠の距離から近くの物に焦点を合わせるには，カメラではレンズとフィル

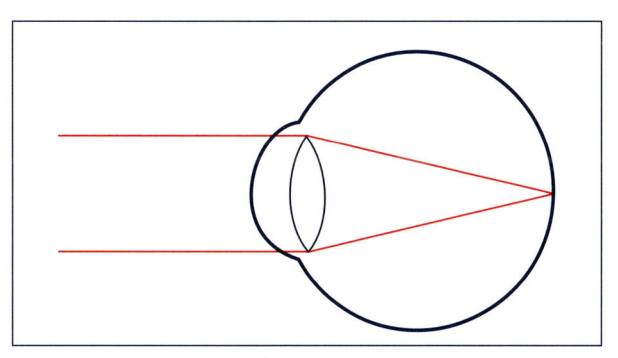

図6-2　正視

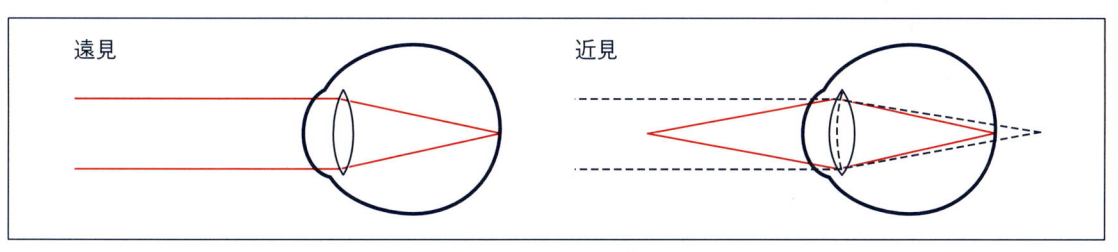

図6-3　眼の調節
近い所を見るときには，水晶体の厚さを増して網膜にピントを合わせる。

ムの距離を変えて調節する．すなわち遠くに焦点を合わせるにはレンズとフィルムの距離を短くすることで屈折力を弱め，近くに焦点を合わせるにはレンズをフィルムより遠ざけることで屈折力を強める．

これに対し眼では，毛様体筋の緊張によって水晶体の屈折力を増し（図3-7参照），図6-3のように近くの物に焦点を合わせる．これを動的屈折または調節という．

調節を最大に働かせたときはっきり見える点を近点といい，調節を休ませたときはっきり見える点を遠点という．物をはっきり見ることのできる範囲，つまり近点と遠点の距離をレンズの単位であるジオプター(diopter，Dと略す)で表したものを調節力という．

近点距離を a cm，遠点距離を b cm，調節力を A ジオプターとすれば，

$$A = \frac{100}{a} - \frac{100}{b}$$

となる．

調節力は年齢によって違い，小児では大きく，年をとるに従って小さくなる．これは水晶体の弾力性が年とともに低下してくるからであり，42〜43歳になって近い所が見えにくくなるのが老視である．

小児では調節力が大きく，かつそれを休止させることが困難であるから，屈折状態の決定には調節麻痺薬を点眼しないと，正確なことはわからない．

屈折の経年変化

眼軸長は新生児で約17 mmであったものが，成人では約24 mmに成長する．1 mmにつき約3 Dの屈折度の変化があるといわれているので，新生児は強度の遠視であるはずだが，実際は角膜・水晶体の屈折力が強く，弱い遠視である．眼軸以外の主な屈折要素である角膜・水晶体も成長・加齢により変化するので，屈折は生涯にわたって変化する．

屈折異常の種類と症状

近 視

1）近視の定義

近視とは，眼軸長に比して角膜・水晶体の屈折力が強すぎるため，静的屈折状態で平行光線の焦点が網膜の手前で合う屈折異常で，図6-4aのようになる．すなわち近視が成り立つには眼軸が長すぎるか，屈折力が強すぎるかで，前者を軸

性近視，後者を屈折性近視という。

2）近視の種類

a）単純近視

これは良性近視ともいわれる。近視の度も比較的軽く，レンズで正常視力まで矯正できる。病的ではなく，近視の大部分を占めている。また小学校高学年になっておこった近視もこの種の近視であることが多く，学校近視ともいわれる。良性でも進行の著しい場合（20〜25歳まで）もあるが，屈折度が強度でもレンズで正常視力まで矯正できる。

b）病的近視

これは悪性近視ともいわれ，近視の度が－8D以上と強く，レンズでの矯正視力が不良である。この近視は幼児期に発生し進行していくもので，眼軸長も著しく伸び，眼底に萎縮や変性がみられ，硝子体も変性していることが多い。そのため完全矯正しようとしても十分矯正できないばかりか，合併症として網膜剝離をおこしやすい。網膜剝離は網膜が眼底から剝がれる疾患で，早期に手術をしない

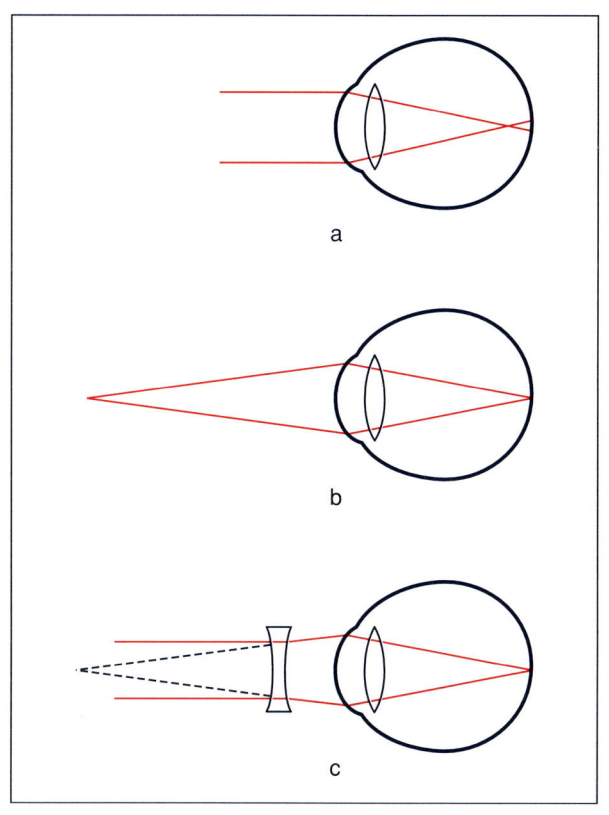

図6-4　近視

と失明の危険がある。

c）偽近視

仮性近視ともいわれ，本来は中毒や外傷などで毛様体筋のけいれんによる調節けいれんをおこし，一時的に近視の屈折状態になったものをいう。

わが国では，勉強・読書など近業を続け過ぎると，毛様体筋が異常に緊張して近視の状態になるとして，これも偽近視に入れる学者もいる。しかし，このような偽近視はきわめてまれである。この診断には，調節麻痺薬の点眼前後の屈折度を比較すればよい。

3）近視の症状と矯正

近視は静的屈折で，最も良く見える最も遠い点（遠点という）が図6-4bのように眼前有限の位置にあるため，近くがよく見え，遠くが見えにくいという症状が一般的である。したがって遠見には，強すぎる屈折を差し引くために図6-4cのように凹レンズで矯正する。なお，遠点はレンズの焦点距離と同じと理解すればよい。すなわち－1Dは1m，－3Dは1/3m，－5Dは1/5mとなる。たとえば－3Dの近視は近業にはたいへん便利で，老眼になっても遠点が1/3mのため老眼鏡は不要である。

遠　視

1）遠視の定義

遠視とは眼軸長に比して，角膜・水晶体の屈折力が不足しているため，静的屈折状態で平行光線の焦点が網膜の後ろに結ぶ屈折異常である（図6-5a）。遠視が成り立つには，眼軸が短いか，角膜・水晶体の屈折力が弱いかで，前者を軸性遠視，後者を屈折性遠視という。

眼軸長が極度に短いときは小眼球である。

2）遠視の調節

遠視があると近い所を見るときはもちろん，遠い所を見ようとするときでも，屈折力の不足を調節で補わないとはっきり見ることはできない。遠視が軽度なら，調節力の十分な年齢では視力検査でも，無意識に調節するので裸眼視力は良好である。図6-5bのように潜伏遠視になる。学校健康診断で遠視の発見がむずかしいのはそのためで，成人になって調節力が低下し，初めて気づかれることもある。

凸レンズで矯正できる遠視を顕性遠視という。調節麻痺薬の点眼で得られた遠視を全遠視といい，全遠視から顕性遠視を差し引いたものが潜伏遠視である。た

とえば，自覚的屈折検査で＋3Dの遠視（これが顕性遠視）が得られ，調節麻痺薬点眼で＋5Dの遠視が得られたとすると，5－3＝＋2Dが潜伏遠視となる。顕性遠視のうち，調節によって良い視力の得られる範囲を随意遠視といい，調節しただけではどうしても良い視力の得られない遠視を絶対遠視という。

なお幼児は調節技術が未熟なため，わずかな遠視でも顕性遠視となりやすい。

3）遠視の症状と矯正

a）眼精疲労

遠視は遠見視力が低下しているか，または調節努力でそれを補っている。近見では正視，近視以上に調節努力を必要とするため，調節性眼精疲労をおこしやすい。年齢が進むに従ってこの症状が現れやすい。当然，図6-5cのように屈折力不足を凸レンズで補う必要がある。

b）弱視（医学的）

6歳までの小児の視覚発達期に先天性の強い遠視があると，遠近ともに網膜に焦点が合わないため，視力の発達が遅れやすい。片眼の遠視度がとくに強い場合を不同視弱視，両眼の強い遠視を屈折（異常）性弱視という。ともに早期に遠視

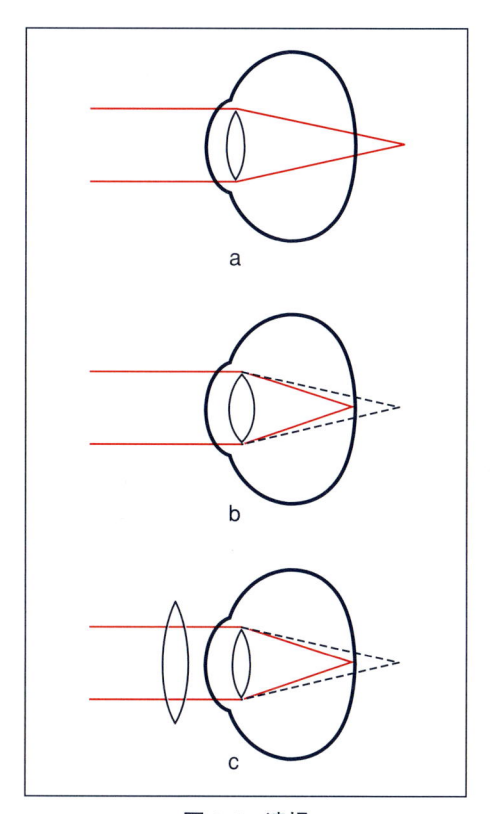

図6-5　遠視

完全矯正眼鏡を常用させる。片眼性では健眼のアイパッチが必要となる。

c）内斜視

先天性の強い遠視では，2〜3歳ごろに調節に伴う内よせ（輻湊）で内斜視になることが多い。調節性（屈折性）内斜視という。とくに近くの物を注視しようとするときに顕著である。早期に遠視矯正眼鏡を常用させる。眼鏡をしても内斜視が残れば，その分だけ手術しなければならない。

乱視

1）乱視の定義と屈折

乱視は経線（図6-6 a）によって屈折力が異なるため，静的屈折状態でも平行光線がどこにも焦点が合わない屈折状態である。主に角膜乱視であることが多く，図6-6 bのようにラグビーボール風のトーリック面をしている。屈折力の最も強い経線を強主経線といい，最も弱い経線を弱主経線という。強主経線の焦線が前焦線となり，弱主経線の焦線が後焦線となる。前焦線と後焦線の光学的中央点は各経線の集光によってつくられる円が最小になる位置である。これを最小錯乱円という（図6-7）。

2）乱視の種類

a）正乱視と不正乱視

正乱視は強弱両主経線がお互いに直交する。不正乱視は主として角膜疾患のため角膜の表面が凹凸になっているもので，円柱レンズでは矯正が困難で，ハードコンタクトレンズである程度矯正できる。

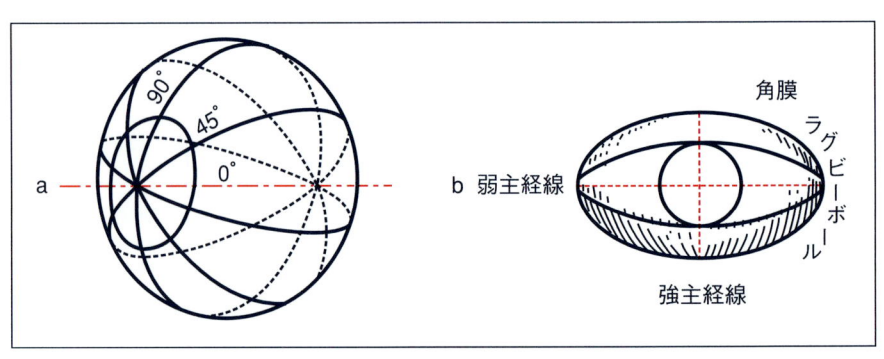

図6-6 乱視

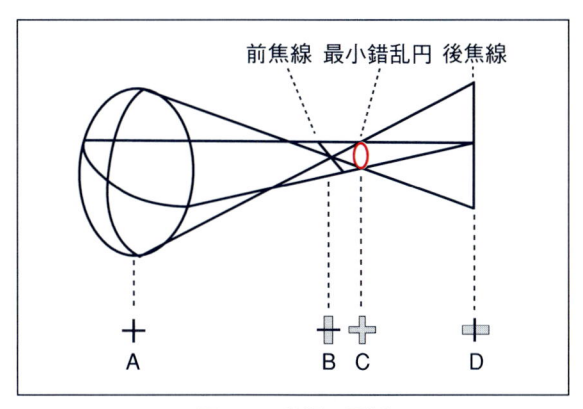

図 6-7 乱視の屈折

b) 主経線の屈折状態による分類（表 6-1）

【単乱視】主経線の一方が正視である乱視で，他方が近視であれば近視性単乱視，遠視であれば遠視性単乱視という。

【複乱視】両主経線のいずれも近視または遠視の乱視で，近視であれば近視性複乱視，遠視であれば遠視性複乱視という。

近視性単乱視と近視性複乱視を合わせて近視性乱視，遠視性単乱視と遠視性複乱視を合わせて遠視性乱視という。

【混合(雑性)乱視】主経線の一方が近視で他方が遠視の乱視。

c) 主経線の方向による分類

【直乱視】強主経線の方向が垂直（90°）のもので，角膜の直乱視ではラグビーボールを置いた形になる。小児から青年期にはほとんどが直乱視であるが，中高年になると倒乱視が増えてくる。

【倒乱視】逆に強主経線が水平（180°）のもの。

【斜乱視】2つの主経線が斜めの方向に直交しているもので，あまり多くない。

3) 乱視の症状と矯正

a) 視力障害

遠くも近くも見えにくく，片眼で見ていても1つの物が2つに見える単眼複視を訴えることがある。また放射線状乱視表を見ると，方向によって濃淡がある。また漢字などの文字は図6-8のようににじんで見える。

症状のある乱視には円柱レンズによる矯正が必要である。

b) 眼精疲労

調節しないと，はっきり見えない。その調節努力のため，調節性眼精疲労がお

こる。

c) 弱視（医学的）

強い乱視では，遠視同様に小児の視力発達を損なうため，片眼性では不同視弱視を，両眼性では屈折（異常）性弱視をおこしやすい。

表 6-1 主経線の屈折状態による乱視の分類

乱視の種類			屈折度	矯正レンズ	
単 性	近視性	直	−1.00 / 0	C−1.00 D 180°	
		倒	0 / −1.00	C−1.00 D 90°	
	遠視性	直	0 / +1.00	C+1.00 D 90°	
		倒	+1.00 / 0	C+1.00 D 180°	
複 性	近視性	直	−2.00 / −1.00	S−1.00 D ◯ C−1.00 D 180°	
		倒	−1.00 / −2.00	S−1.00 D ◯ C−1.00 D 90°	
	遠視性	直	+1.00 / +2.00	S+1.00 D ◯ C+1.00 D 90°	
		倒	+2.00 / +1.00	S+1.00 D ◯ C+1.00 D 180°	
混合（雑性）			+1.00 / −2.00	S+1.00 D ◯ C−3.00 D 90° S−2.00 ◯ C+3.00 D 180°	

色線は垂直主経線の，点線は水平主経線の光を示す。

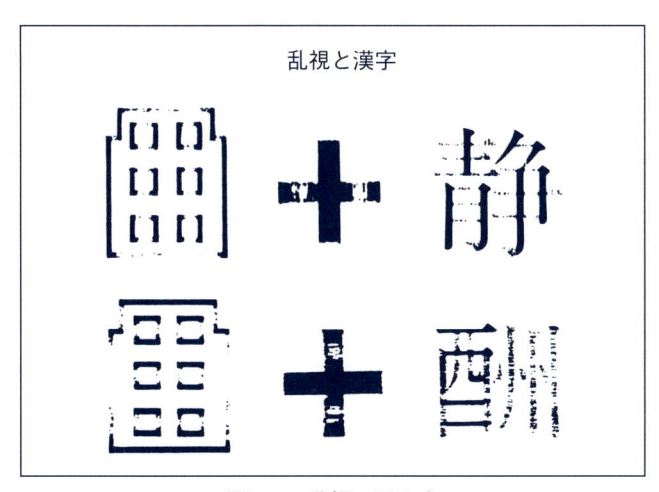

図6-8　乱視の見え方

不同視

　不同視とは片眼の屈折異常ではなく，両眼の屈折の関係を表すもので，両眼の屈折度の違いの大きいものをいう。この場合，屈折異常を矯正して両眼の視力をそろえれば両眼視できるはずであるが，大きく度が違えば左右眼それぞれに映った映像の大きさが異なるため，不等像視がおこって両眼視できないか，不等像性眼精疲労となる。遠視の凸レンズは度が強ければ強いほど物体は大きく見え，近視の凹レンズは強ければ強いほど物体は縮んで見える。したがって差の大きい不同視は，眼鏡で矯正するには困難な問題を含んでいる。

　成人では矯正レンズの2D以上の左右差には耐えられないとされる。これ以上の左右差はコンタクトレンズの適応となる。小児では，片眼に遠視度か乱視度が強いときは不同視弱視になりやすい。なお小児では眼鏡矯正の左右差は，4～5Dでも耐えられるとされる。

　角膜・水晶体などの屈折力の差によるものを屈折性不同視といい，眼軸の長さの差によるものを軸性不同視という。後者は不等像視がおこりにくいとされている。

調節異常の種類と症状

　調節には水晶体と毛様体筋が関係しているので，これらの障害によって異常となる。

　（1）水晶体による調節異常：老視，無水晶体（人工水晶体を含む）

表 6-2 年齢と調節力の関係

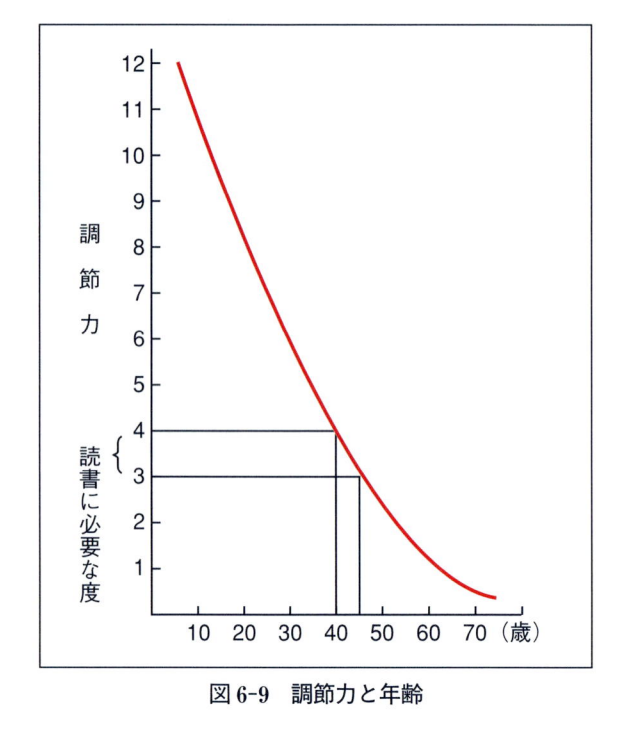

年齢（歳）	調節力（D）
10	12
20	9
30	7
40	4
50	2
60	1

図 6-9 調節力と年齢

（2）毛様体筋による調節障害：調節麻痺，調節衰弱，調節けいれん

老 視

1）老視の定義

中年になり水晶体の弾力性が弱まって，近い所を見るときに必要な調節力が不足した状態を老視という。表 6-2 に年齢と調節力の関係を示す。

2）老視の発生

読書などに適当な距離は 25〜30 cm といわれるが，調節力は加齢とともに弱まってくる。年齢による調節力の曲線に，読書距離を加えたものが図 6-9 である。42 歳の人の調節力はおよそ 3 D であるから，正視であればその人の近点は 100/3＝33 cm となって，33 cm 以内の所は距離を離さないとはっきり見えなくなる。これが老視の始まりである。

3）屈折状態と老視

42 歳の正視の人の近点は，先に述べたようにおおよそ 33 cm であるが，近視と遠視ではその距離が違ってくる。たとえば同年齢で調節力が 3 D あるとして，−2 D の近視の人の近点は 100/(3＋2)＝100/5＝20 cm となり，＋2 D の遠視の人の近点は 100/(3−2)＝100/1＝100 cm である。同じ 42 歳でも，−2 D の近視

の人は眼鏡を装用せずに近い所の物がよく見える。これに対し＋2Dの遠視の人は，老視の眼鏡を装用しなければ近い所の物はよく見えない。このことから，一般には近視は老視になるのが遅く，遠視は老視になるのが早いといわれるが，これは正しくない。それぞれの屈折異常を完全矯正し，正視と同じ屈折状態にすれば，老視は同じ時期におこるはずである。もちろん個人差はある。

4）老視の症状

近い所の物が見えにくくなるのが老視の症状であるが，そのほか近い所の物を見ると眼が疲れる，字を読むとき眼から離す，うす暗い所では字が読みにくいという訴えもある。

5）老視の矯正

近い所の物を見るときに不足する調節力を補うため，図6-10（a→b）のような凸レンズの眼鏡を装用する。近視がある場合は，その凹レンズの度の分を差し引けばよい。なお調節力に少し余裕をもたせるのが，眼が疲れない矯正法である。

調節麻痺

1）調節麻痺の原因

毛様体筋，あるいはこれを支配する動眼神経の麻痺によっておこる。毛様体筋

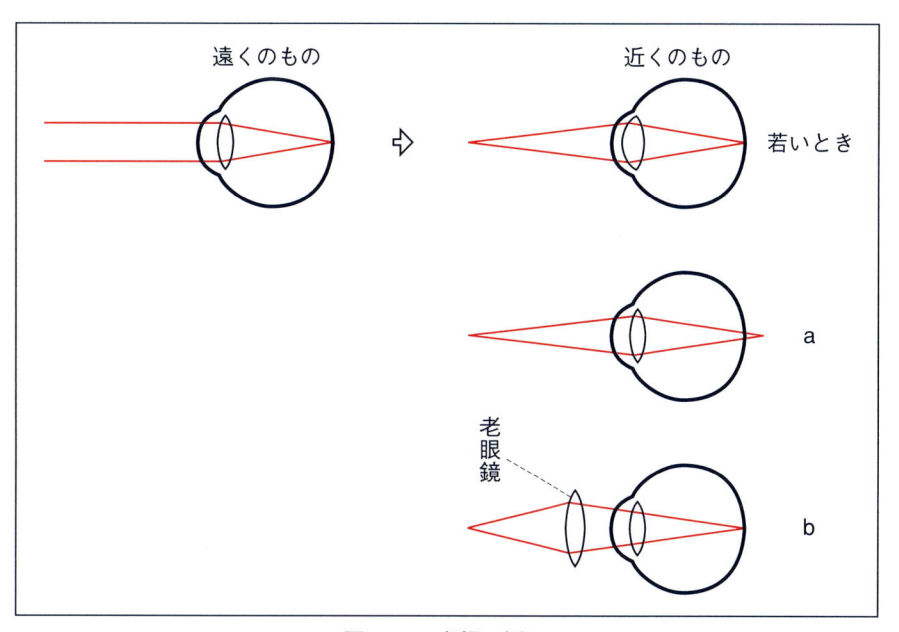

図6-10　老視の矯正

と同じ神経支配である瞳孔括約筋の麻痺が同時におこったときには，内眼筋麻痺という。散瞳薬の点眼，胃腸薬（交感神経薬が入っている）の内服，外傷や種々の脳疾患などでおこる。完全な全麻痺ばかりでなく，不完全な不全麻痺もみられる。

2）調節麻痺の症状

近い所がよく見えない。物が小さく見える。

3）調節麻痺の治療

原因となる疾患に対する治療を行うが，治療しても治癒せず症状が固定したときには，近い所を見るときに凸レンズの眼鏡を装用させる。

調節衰弱

1）調節衰弱の原因

毛様体筋が疲労しやすい状態で，心身の疲労，全身の衰弱でおこりやすい。低血圧，貧血の人にみられることがある。

2）調節衰弱の症状

必ずしも老視年齢と限らず，それ以前の年齢でも眼を続けて使うとき，とくに近い所を長く見ていると眼が疲れて見えにくくなる。休むとまた見えてくる。そこが調節麻痺とは異なっている。近点を繰り返し測定すると（反復近点検査という），次第に遠ざかっていくことで診断できる。

3）調節衰弱の治療

原因となる疾患の治療をする。また，健康管理と休息も大切である。

調節けいれん

1）調節けいれんの原因

毛様体筋のけいれん，あるいはこれを支配する動眼神経の興奮によっておこる。毛様体筋と同じ神経支配である瞳孔括約筋のけいれんで，縮瞳をおこすこともある。縮瞳薬の点眼，外傷や脳疾患などでおこる。また，心因性でもみられることがある。

2）調節けいれんの症状

一時的な近視状態になり，遠い所が見えにくくなる。いわゆる偽近視である。

物が大きく見える。

3）調節けいれんの治療

原因となる疾患に対する治療を行うが，対症療法（原因療法ではなく，症状を軽減させるための治療）として，調節麻痺薬の点眼を行う。

眼精疲労

眼精疲労の定義

眼精疲労とは眼を使う仕事をするとき，普通の人では疲れない仕事でも容易に疲れて，眼の奥が痛む，眼がかすむ，充血，流涙，眼を開いているのがつらいなどという眼の症状に加えて，頭痛，肩凝り，吐き気，イライラするなど全身的な症状を伴うものをいう。眼精疲労という疾患があるわけでなく，眼が疲れるという症状のことである。

近くを見る仕事

眼精疲労は近業に原因があることが多い。そのため近くを見る仕事がどのようなものかを，是非理解しておく必要がある。それは，①まず目標に向けて眼の筋肉を使って眼を内側に寄せて（内よせ），左右の視線が目標を正しく注視していなければならない。②左右それぞれの眼の焦点が，目標物に合っている必要がある。③左右の眼の網膜の中央に同時に映った像が，神経（正確には視覚伝導路という）を通って大脳（視中枢）に届いて，正しく両眼視し融像していなければならない。近業にはこのように，多くの眼の機能が使われている。

眼精疲労の種類

1）調節性眼精疲労

屈折異常や調節異常によっておこる。屈折異常では遠視や乱視の眼鏡低矯正により，近視では眼鏡過矯正により，はっきり見るために調節の負担が大きくなって眼が疲れやすくなる。とくに近視の過矯正は注意が必要である。これはコンタクトレンズでも同様である。調節異常としては老視，調節麻痺，調節衰弱などの調節力低下によりおこる。

2）筋性眼精疲労

眼位の異常や内よせ（輻湊）の異常でおこる。眼位の異常は，斜位（潜伏性斜

視）および眼筋麻痺の場合で，両眼の視線を正しく目標に向け，両眼視して融像を続けようとすると眼が疲れる。また内よせの力の低下や異常があると，近くの物に眼を寄せようとするときに眼が疲れる。また内よせは近見反応として調節と関係しているから，調節の異常が加わってきたらさらに疲れることもある。

さらに，不同視で左右の眼鏡の矯正レンズの度が大きく異なるとき，レンズのプリズム作用もそれだけ異なるので，両眼視しようとして（とくに側方視で）眼の筋肉の疲れがおこる。

3) 不等像性眼精疲労

左右の眼に映った像の大きさが違うように感じる不等像視があると，両眼視しようとしても融像がうまくいかず，その努力のため眼が疲れやすい。左右に映った像の大きさ（面積比）が5%以上異なれば，両眼視によくないとされている。具体的には不同視（ことに屈折性不同視）の矯正レンズの左右差が大きいときにおこりやすく，2D以上の差が筋性および不等像性眼精疲労をおこすとされている。

4) 神経性眼精疲労

眼に異常がないのに眼が疲れる場合で，身体と精神の両面の異常や疲労があげられる。身体面では全身疾患のとき，衰弱しているときに眼が疲れやすく，また精神的な面では神経質な人，精神的疲労があるときにおこる。

眼精疲労の管理と治療

眼精疲労は種々の要因で，眼の疲労を訴えるものである。そこでまず，その人の作業の種類と従事時間を知りたい。とくに最近はVDT（ビジュアル・ディスプレイ・ターミナル）作業従事者が増えていることも忘れてはならない。さらにその人の健康状態の問診が必要となる。検査としては，眼に眼精疲労の原因か，少なくとも引き金になるようなものが認められないかをチェックしなければならない。遠近視力，屈折，調節，眼位，両眼視機能，そして眼圧スクリーニングがまず必要になる。とくに眼鏡の度やフィッティングにも注意したい。そして原因となる要因を除くように管理・治療を行わなければならない。原因は必ずしも1つとは限らず複合であることが多い。

眼の機能にも眼疾患にも，とくに注意すべきものがなくても，神経性眼精疲労も考えられるので，その人の心身の健康状態や疲労・衰弱にも留意し，生活全般を指導する必要がある。

7 眼科薬理学

　眼科で主に使用する薬剤は点眼薬で，その他内服薬，注射薬も一部では使用されている。本章では，一般の医療機関で多く使用されている医薬品の記載のみにとどめる。また，わかりやすさを主にしたので，最も一般的な薬物の商品名のみをあげる。使用頻度の少ない医薬品については，通常の眼科教科書を参考にしてほしい。

点眼薬の使い方

　点眼薬は眼科にとって日常の診断および治療に重要な薬剤である。しかし，どちらかというと"めぐすり"といって軽視されることが多く，他人のものを使用して結膜炎に感染したり，あるいは子供に処方したアトロピン点眼液を親が使って散瞳と調節麻痺を起こすなどということがある。また，眼科医はもちろん眼科医療従事者も，点眼液について正確な知識をもたなければならない。
　点眼薬は結膜嚢に滴下されると結膜および角膜を透過して，強膜および房水中に移行する。その後，房水に接している虹彩，毛様体，水晶体に作用する。それより眼球後部の硝子体，網膜，脈絡膜へは点眼薬はほとんど到達していないので，眼球後部の疾患に対して点眼療法は効果がない。
　通常の点眼瓶から滴下される1滴は0.05 mlである。このうち結膜嚢におさまるのは0.02 mlで，それ以上の分は眼球表面よりあふれ出る。結膜嚢内におさまった点眼薬は初回の瞬目で角膜表面に移行するが，これと同時に大部分は涙道内に排出される。
　点眼された液のうち2%が全身血行中へ吸収され，50%以上が鼻涙管を通って口腔内へ排泄される。したがって薬物（乳幼児に使用されるアトロピンなど）によっては全身への影響が考えられるので，点眼後に1〜2分間鼻根部を圧迫したほうが良い。
　点眼薬は瞬目のたびごとに結膜嚢より消失して，1〜2分後にはほとんど残ら

なくなる。このように点眼療法は眼局所での薬の利用率が非常に悪い治療法である。少しでも利用率を良くするために，濃度，回数，間隔，配合剤に種々の工夫がされている。

薬物の眼内での効果の持続時間によって点眼の回数は検討すべきであるが，一般に低濃度の点眼薬を使用して，点眼回数を増加する方が，眼内の薬物濃度が一定して効果的であり，副作用も少ないといえる。最近は1日1回で十分の点眼薬も出てきている。

点眼薬による副作用として最も頻度が高いのは過敏症である。これは眼瞼皮膚，結膜の充血，腫脹，瘙痒感が主体である。点眼薬の基剤によるもののほか，防腐剤によってもおこる。点眼薬の使用中止で全快するが，点眼滴数を少なくし，またあふれた薬物をふきとるか水洗いすると予防できる。

各種薬剤

抗菌薬（表7-1）

抗菌薬には，抗生物質と合成抗菌薬が含まれる。この中で点眼薬などとして局所投与に使用されるものは限られている。現在使用されている抗菌点眼薬は，β-ラクタム系，フルオロキノロン系，アミノ配糖体系，マクロライド系の4つの系統に属している。そしてそれぞれで感受性のある細菌が異なる。したがって原因となっている細菌を見出して使用すべきであるが，起炎菌が不明のときには，β-ラクタム系，マクロライド系のいずれかと，フルオロキノロン系，アミノ配糖体系のいずれかを組み合わせて使用すると良い。

抗菌薬が用いられるのは，点眼薬として眼瞼，結膜，角膜，涙道の細菌感染症であり，内服薬あるいは注射薬は，術後の感染予防や眼球後部の感染症に使用される。眼科ではとくに感染症は多くないので，あまり抗菌薬の使用は多くないが，該当疾患では適切に使用しなければならない。

なお副作用としてショックがあり，これはペニシリン系，セフェム系に多く，アミノ配糖体系，マクロライド系，フルオロキノロン系では少ない。抗菌薬の使用では，とくに注射の場合は気をつけなければならない。

内服では胃腸障害（食欲不振，嘔気，嘔吐，腹痛など）や発疹が出る薬が多いので，長期に使用するときには注意を要する。そのほか，その薬に特有な副作用をもつものがあるので，使用前によく能書を見るべきである。

点眼薬では，しみると訴えて点眼を嫌がったり，長期に使用して眼瞼に接触性皮膚炎をおこすなどがある。

表7-1 抗菌点眼薬

薬剤名	商品名（会社）	使用法	副作用
ペニシリン系			
スルベニシリン	サルペニリン（千寿）	用時溶解，1日3～6回点眼	結膜充血，眼瞼発赤・腫脹，瘙痒感
セフェム系			
セフメノキシム	ベストロン（千寿）	用時溶解，1日4回点眼	刺激感，瘙痒感，結膜充血
アミノグリコシド系			
ゲンタマイシン	ゲンタシン（シェリング・プラウ）	1日3～4回点眼	接触皮膚炎，結膜浮腫，刺激感，疼痛，充血
トブラマイシン	トブラシン（塩野義）	1日4～5回点眼	
ミクロノマイシン	サンテマイシン（参天）	1日3～4回点眼	
マクロライド系			
エリスロマイシン	エコリシン（コリスチン含有）（参天）	点眼液1日4回 眼軟膏1日1～数回	過敏症
テトラサイクリン系			
オキシテトラサイクリン	テラマイシン[ポリミキシンB含有]（ファイザー）	眼軟膏1日1～数回 クラミジアに有効	眼瞼炎，結膜炎
ポリペプチド系			
コリスチン	コリマイC[クロラムフェニコール含有]（科研）	1日4～5回点眼	過敏症
フルオロキノロン系			
オキシフロキサシン	タリビッド（参天）	点眼液1日3回点眼 眼軟膏1日1～数回	過敏症，刺激症状，瘙痒感
ノルフロキサシン	バクシダール（杏林） ノフロ（萬有）	1日3回点眼	

抗真菌薬

現在，眼科用として発売されている抗真菌薬はピマリシンのみだが，実際にはこれのみでは角膜真菌症には不十分である。そのうえ過敏症，結膜充血，角膜びらんなどの副作用がある。また，とくに最近増加している内因性真菌性眼内炎には，全く対処できない。このため，注射薬を点眼用にして流用しているのが現状である。最近は全身投与では，効果も優れていて副作用も少ない抗真菌薬が発売されている。フルコナゾール（ジフルカン）は，静注用がそのまま点眼にも使用できるので多く使われる。また，ミコナゾール（フロリードF注）も10〜20倍に希釈して使う。

抗ウイルス薬

現在，認可されて眼科で使用されている抗ウイルス薬はヘルペスウイルスに対するもので，アシクロビル（ゾビラックス）とIDU（アイ・ディー・ユー）の2つである。アシクロビルは眼軟膏で1日5回点入するので，ベタベタして不愉快ということはあるが，抗ウイルス作用も強く角膜への浸透性も高く，細胞毒性もほとんどなく，現在，主に使用されている薬剤である。

角膜表層の炎症，角膜潰瘍の副作用はあるものの，著しくはない。2週間程度使用したら中止することになっている。ゾビラックスには内服薬もあり，眼部帯状ヘルペスや桐沢型ぶどう膜炎に使用されている。アイ・ディー・ユーは1時間ごとに点眼し，就寝時には眼軟膏を併用し，2週間使用し改善されたら漸減することになっている。角膜，結膜の上皮に刺激症状が出現してくるので，使用時には注意したほうがよいと思われる。

ステロイド薬（表7-2）

ステロイドは副腎皮質から出るホルモンの一種で，強力な抗炎症作用をもっていて，現在眼科の治療で内服，点滴あるいは点眼，結膜下注射として広く使われている。

ステロイドの眼疾患への適応として点眼，眼軟膏で治療する主な疾患は，春季カタル，アレルギー性結膜炎のような結膜アレルギー，角膜フリクテン，ある種の角膜ヘルペス，強膜炎，または上強膜炎，虹彩毛様体炎，術後の炎症のような炎症性疾患である。テノン嚢下球後注射により，網膜炎，ぶどう膜炎，視神経炎の治療に使用される。ぶどう膜炎（原田病，サルコイドーシス），視神経炎，炎症性眼窩疾患や点眼薬などの局所の投与で不十分な場合には，全身投与として内

表7-2 ステロイド薬

1. 点眼薬

薬剤名	商品名（会社）	使用法	副作用	その他
リン酸ベタメタゾンナトリウム	リンデロン（塩野義）	1日3～4回点眼	眼圧亢進、感染症誘発、創傷治癒遅延、後嚢下白内障	プレドニゾロンの約7倍の抗炎症作用 角膜、前房への移行が良い 水性点眼液
リン酸デキサメタゾンナトリウム	デカドロン（萬有）	1日3～4回点眼 病変の改善とともに漸減する	外眼部感染症の悪化誘発、眼圧上昇（ステロイド緑内障）、ステロイド白内障、角膜創傷治癒の遅延、副腎皮質系機能抑制	プレドニゾロンの約7倍の抗炎症作用 水性点眼液
メタスルホ安息香酸デキサメタゾンナトリウム	サンテゾーン（参天）	1日3～4回点眼	角膜芽孔、副腎・下垂体、副腎皮質系機能抑制	プレドニゾロンの約7倍の抗炎症作用 水性点眼液
フルオロメトロン	フルメトロン（参天）	1日2～4回点眼 病変の改善とともに漸減する	ベタメタゾンと同じ ただし、眼圧上昇は少ない	従来のステロイド点眼薬と比べ、眼圧上昇作用が少ないが、消炎効果はやや劣る 懸濁点眼液

2. 眼軟膏

薬剤名	商品名（会社）	使用法	副作用	その他
メチルプレドニゾロン	ネオメドロール・EE［硫酸フラジオマイシン含有］（ファルマシア・アップジョン）	1日1～3回点入 消炎効果を高めたいときに用いる 眼瞼炎にも使用可	ベタメタゾンと同じ	
酢酸プレドニゾロン	プレドニン（塩野義）			

3. 全身投与薬

薬剤名	商品名（会社）	使用法	副作用	その他
プレドニゾロン	プレドニン（塩野義）	内服および点滴静注：1日5～60 mg	内服：誘発感染症、副腎皮質機能不全、糖尿病、月経異常、消化器潰瘍、骨粗鬆症、眼圧上昇 注射：感染悪化、消化器潰瘍、糖尿病、筋肉萎縮、骨粗鬆症、血栓症、錯乱、眼圧上昇 その他、食欲亢進、体重増加、満月顔貌など	ヒドロコルチゾンの約4倍の抗炎症作用
酢酸メチルプレドニゾロン	デポ・メドロール（ファルマシア・アップジョン）	局所注入（結膜下、球後）		スタンダードなステロイド薬 ヒドロコルチゾンの約5倍の抗炎症作用
デキサメタゾン	デカドロン（萬有）	内服および局所注入（結膜下、球後）		ヒドロコルチゾンの25～30倍の抗炎症作用
ベタメタゾン	リンデロン（塩野義）	内服、シロップ、局所注入（結膜下、球後）		ヒドロコルチゾンの25～30倍の抗炎症作用

服あるいは点滴静注を行う。全身投与の場合は，通常，初回量は多く漸減していく方法を用いる。投与量，期間などは病状の軽重にもよるが，長期間に漫然と投与すると副作用が出てくるので注意を要する。

最近では，パルス療法という超大量を投与して，高度の免疫抑制，抗炎症効果を期待する療法を行うこともある。重症の球後神経炎などに行う。

ステロイド薬の副作用としては，局所投与では眼圧亢進（ステロイド緑内障），外眼部感染症の悪化，誘発，創傷治癒の遅延，ステロイド白内障がある。全身投与では糖尿病，胃潰瘍，体重増加，満月顔貌などがあり，薬の使用方法によっては重篤になることも多いので注意を要する。

非ステロイド系抗炎症薬（表7-3）

非ステロイド系抗炎症薬は，抗炎症作用の比較的強い酸性薬（アスピリン，ポンタール，ボルタレン，インダシン，ブルフェン）と強い鎮痛作用と緩和な抗炎症作用を示す非酸性薬に分けられる。酸性薬は全身投与をしても眼への移行が悪いので，眼の病気では点眼薬の形で投与するほうが効果的である。それぞれの適応症は表7-3を参照されたい。

なお長期間の連用で，難治性の角膜上皮障害を生じることがある。とくにインドメロール点眼，ジクロード点眼でその傾向がある。また，内服薬でもショック，胃腸障害，肝障害，再生不良性貧血などがおきる可能性があるので，漫然と長期に使用するのは疑問である。

抗緑内障薬（表7-4）

抗緑内障薬は点眼薬と全身投与薬（内服薬と注射薬）に分けられる。最近多くの新しい点眼薬が認可・市販され，治療における選択肢も広がってきた。

緑内障には多くの種類があり，それぞれによって治療法は異なる。いちばん頻度が高い開放隅角緑内障，正常眼圧緑内障は，点眼薬を中心とした薬物療法が主体で，効果が不十分なときには手術などのほかの治療法を選択する。

緑内障点眼薬として多くの種類が出ているが，1種類では効果不十分で，数種類を使用することも始終ある。

また緑内障は，眼圧を下降させコントロールするのが治療である。したがって完全に治癒して，治療が不要となることはないと考えてよい。つまり緑内障患者は，一生涯点眼薬をつけ続けなければならないのである。患者がきちんと毎日続けて点眼しているかどうかのチェックも必要である。このため点眼回数を減らす工夫が製薬会社で行われていて，今までは1日2回が主流であったが，最近のものは1回になってきている。

表7-3 非ステロイド系抗炎症点眼薬

薬剤名	商品名（会社）	使用法	副作用	その他
インドメタシン	インドメロール点眼（千寿）	手術前4回（3, 2, 1, 0.5時間前）手術後1日3回	角膜びらん、点状表層角膜症、疼痛、眼脂、眼瞼炎	油性点眼液のため、使いにくい白内障手術中の散瞳維持、術後炎症の抑制にきわめて有用
プラノプロフェン	ニフラン点眼（千寿）	1日4回	結膜充血、掻痒感、刺激感、眼脂、眼瞼発赤、腫眼	水性点眼液　前眼部炎症状疾患（眼瞼炎、結膜炎、角膜炎、強膜炎、前部ぶどう膜炎、術後炎症）に適応
ジクロフェナクナトリウム	ジクロード点眼（わかもと）	手術前4回（3, 2, 1, 0.5時間前）手術後3回	一過性の疼痛、乾燥感、掻痒感、角膜びらん、点状表層角膜症	水性点眼液　白内障手術時の術中の散瞳維持と術後炎症の防止
アズレン	アズレン点眼（ゼリア）	1日3〜5回	眼瞼腫脹、発赤、掻痒感	結膜炎など適応は広い
塩化リゾチーム	ムコゾーム点眼（参天）	1日4回	過敏症状	慢性結膜炎に適応

表 7-4 抗緑内障薬

I. 点眼薬

薬剤名	商品名（会社）	使用法	眼の副作用	全身の副作用	その他
エピネフリン	エピスタ（千寿） ピバレフリン（参天）	1日2回	過敏症、結膜充血、眼痛、色素沈着（結膜など）、黄斑部浮腫、頭痛	心悸亢進、頭痛、発汗、ふるえ	交感神経刺激薬、房水流出の促進
アプラクロニジン	アイオピジン（アルコン）	レーザー手術前後（1時間前と直後）	結膜蒼白、散瞳、眼瞼挙上、アレルギー性結膜炎、眼瞼炎	口渇、鼻の乾燥感	交感神経 α_2 激薬、房水産生減少、短期投与のみ
チモロール カルテオロール ベフノロール	チモプトール（萬有、参天） ミケラン（大塚、千寿） ベントス（科研）	1日2回	眼刺激症状（疼痛、灼熱感、かゆみ）、霧視、結膜充血、角膜障害、眼瞼下垂、接触性眼瞼炎、涙液分泌低下、点状表層角膜症	徐脈、動悸、低血圧、不整脈、呼吸困難、気管支けいれん	交感神経 β_1, β_2 非選択性遮断薬、房水産生減少、喘息、心不全患者、閉塞性肺疾患には禁忌
チモロール	チモプトールXE（萬有、参天） リズモンTG（わかもと、杏林）	1日1回	前項と同じ	前項と同じ	涙液（チモプトールXE）でゲル化されるので、結膜嚢内滞留時間が長くなり、1日1回のみの点眼でよい
ベタキソロール	ベトプティック（アルコン）	1日2回	前項とほぼ同じであるが、点眼後の刺激感がより強い	前項と同じ	交感神経遮断薬、β_1 選択的遮断薬、呼吸器に対する作用は少ない
ニプラジロール	ハイパジールコーワ（興和）	1日2回	結膜充血、表層角膜炎、角膜びらん、眼瞼炎、しみる感じ、かゆみ、異物感	前項と同じ	交感神経遮断薬、α_1 選択的、β 非選択的遮断薬、房水流出の促進と房水産生抑制の両方の作用をもつうえ、眼血流量増加作用ももっている 喘息、心不全患者、閉塞性肺疾患には禁忌
ピロカルピン	サンピロ（参天）	1日3〜4回 眼軟膏は1日1〜2回 0.5〜4%点眼液	過敏症、白内障、結膜充血、結膜黒感、視力低下、調節けいれん、近視化	下痢、悪心、嘔吐、発汗、よだれ、子宮筋の収縮（妊婦への投与注意）、喘息、肺水腫の悪化	副交感神経作動薬、毛様筋の緊張のため房水流出の促進、炎症を伴うときは、適応外 以前はよく使用されていたが、現在は縮瞳、暗黒感であまり使われない

（つづく）

(表7-4 つづき)

薬剤名	商品名(会社)	使用法	眼の副作用	全身の副作用	その他
イソプロピルウノプロストン	レスキュラ(藤沢)	1日2回	結膜充血、浮腫、角膜炎、角膜びらん、眼瞼発赤、灼熱感	喘息、頭痛、吐気、咽頭痛、違和感、瘙痒感	プロスタグランジン製剤、膜強膜流出路から房水流出の促進。血圧、脈拍数への影響なし
ラタノプロスト	キサラタン(ファルマシア・アップジョン)	1日1回	結膜充血、眼脂、しみる、瘙痒感、虹彩および眼瞼色素沈着		
ドルゾラミド	トルソプト(萬有)	1日3回	眼瞼炎、眼刺激症状(しみる、流涙、疼痛)、異物感、瘙痒感	頭痛、悪心	炭酸脱水酵素阻害薬、房水産生抑制、全身の副作用は内服薬と異なりあまりないが、腎障害のある患者には禁忌。本剤を使用する前には他剤での治療を実施することとなっている

2. 内服薬

薬剤名	商品名(会社)	使用法	副作用		その他
アセタゾラミド	ダイアモックス(レダリー)	1日1~4錠内服	顆粒球減少、再生不良性貧血、血小板減少、低カリウム血症(ジギタリス中毒に注意)、代謝性アシドーシス(肝硬変、腎不全、糖尿病性ケトアシドーシス、慢性閉塞性肺疾患では投与に注意)、薬疹、スチーブンス・ジョンソン症候群、一過性近視、胃腸症状：嘔吐、食欲不振、体重減少、知覚異常：四肢のしびれ感、味覚異常、中枢作用：倦怠感、眠気、抑うつ状態、尿路結石、催奇形性(とくに妊娠3か月までの投与)		炭酸脱水酵素阻害薬、房水産生抑制、内服により顕著な眼圧下降を示すが、全身の副作用が強いのが欠点で、長期の使用は控えたほうがよい。注射薬もあり、即効性である

3. 注射

薬剤名	商品名(会社)	使用法	副作用		その他
Dマンニトール	マニトール(大鵬)	1回1~3g/kgで点滴静注、1日量200gまで	胸部圧迫感、脳圧変動(頭痛、悪心、めまい)、腎障害、脱水、電解質異常		高張浸透圧薬、硝子体容積の減少、結晶析出時には温めてから静注、15~30分で眼圧下降開始、30~60分で眼圧最大下降、6時間持続

抗アレルギー薬（表7-5）

　抗アレルギー薬とは，スギやカモガヤの花粉症や，ダニなどによるアレルギー性結膜炎に対する薬品をさす。
　この分野ではステロイドが即効薬として非常に効果的で多く使用されているが，前にも書いたように長期間の使用により多くの副作用が出るので，短期間の使用にとどめなければならない。
　最近では，ステロイド以外の抗アレルギー薬が多く発売されている。ステロイドのように顕著な効果を示さないが，副作用もしみるとか，かゆくなるという軽度のものなので安心して使用できる。
　この抗アレルギー薬は，アレルギー反応時におきる過程を阻害するという効果があり，多くの種類が出ている。多くの内服薬も発売されているが，眼科で多く用いるのは点眼薬である。

抗白内障薬

　白内障を薬物で治癒させる，あるいは進行を完全に止めることは非常に難しく，現在は成功していない。わが国で主に2種類の抗白内障薬が認可されているが，臨床効果は決して劇的ではない。しかし，進行の予防としてはよいようである。
　ピノレキシン（カタリン点眼薬，カリーユニ点眼薬）と，グルタチオン（タチオン点眼薬）であり，いずれも水晶体蛋白の変性防止を目的として，1日3～5回の点眼である。カリーユニ点眼液は，懸濁液として安定しているが，他のものは錠剤，あるいは顆粒を使用時に溶解するもので，1か月間以内に使用することが望ましい。副作用としては長期間使用すると接触性皮膚炎をおこすことがあるが，とくに問題となるものはない。

瞳孔薬（表7-6）

　瞳孔の大きさは，交感神経，副交感神経という自律神経のバランスによって調節されている。したがって自律神経に作用する薬剤により，瞳孔の大きさは変わる。
　その中で瞳孔を小さくする薬剤は，緑内障の治療や散瞳後の縮瞳の目的で使用するが，一般の眼科外来で使用するものはピロカルピンである。これは，すでに抗緑内障薬の項（76頁）で述べ重複するので省く。内眼手術の際には，縮瞳を目的として塩化アセチルコリン（オビソート）を用いる。注射液を溶解して前房

表7-5 抗アレルギー薬

薬剤名	商品名（会社）	使用法	副作用	その他
クロモグリク酸ナトリウム	インタール（藤沢ファイソンズ）	1日4回	刺激感、結膜充血、眼瞼炎	最初の抗アレルギー点眼液
トラニラスト	リザベン（キッセイ）	1日4回	眼瞼炎、瘙痒感、刺激感	
アンレキサノクス	エリックス（千寿）	1日4回	眼瞼炎	眼瞼炎をおこしやすい
ペミロラストカリウム	アレギザール（参天）	1日2回	接触性皮膚炎、眼瞼炎、瘙痒感	長くとどまっているので1日2回でよい
フマル酸ケトチフェン	ザジテン（参天）	1日4回	眼瞼炎、結膜充血、刺激感	

表7-6 瞳孔薬

薬剤名	商品名（会社）	使用法	作用発現	作用持続時間	副作用	用途
トロピカミド	ミドリンM（参天）	就寝前点眼	15～20分（30～45分で最大）	8時間	眼圧上昇	調節けいれんの治療
トロピカミド＋塩酸フェニレフリン	ミドリンP（参天）	1回1～2滴3～5分おきに2回	15～30分（30～60分で最大）	5～8時間	緑内障発作過敏症	強力な散瞳作用のため、検査前、手術前散瞳に頻用
硫酸アトロピン	日点アトロピン（日本点眼薬）	1回1～2滴1日1～3回	30～40分で散瞳数時間で調節麻痺	数日～1週間	過敏症、眼圧上昇、顔面紅潮、血圧上昇、発熱	診断、治療を目的とする散瞳と調節麻痺、とくに小児の屈折異常の診断、小児では点眼による副作用に注意
塩酸シクロペントレート	サイプレジン（参天）	1滴点眼後5～10分で1滴追加	20分（1時間で最大）	24時間	口渇、幻覚	診断、治療を目的とする散瞳と調節麻痺、とくに小児の屈折異常の診断
塩酸フェニレフリン	ネオシネジン（興和）	1回1～2滴5分後再び1回	40分（1時間で最大）	5時間	眼圧上昇過敏症	散瞳効果は中等度調節麻痺作用がない浅前房でも用いられる

内に注入すると，直ちに縮瞳をおこす。

なお，散瞳薬は虹彩の散大筋に作用して散瞳をおこすのであるが，同時に毛様体に作用して，調節麻痺をおこす。つまり，近くが見えなくなる。したがって散瞳薬を点眼するときには，このことを患者さんに説明しなければならない。この作用がないのは塩酸フェニレフリン（ネオシネジン）である。

局所麻酔薬

眼科での検査，処置，手術では多く局所麻酔を行う。最も多いのは点眼麻酔であり，外来で眼圧測定，三面鏡，隅角鏡などの検査時，あるいは結膜，角膜異物除去などの小手術時に行う。最も使われている薬剤は塩酸オキシブプロカイン（ベノキシール）で，非常に即効性があり1滴を点眼するだけで十分なことが多いのであるが，念のため1〜2分後にさらに1滴追加したほうが確実である。とくに著しい副作用はない。最近では，熟練した術者は白内障手術も点眼のみで行うようである。

塩化リドカイン（キシロカイン）にも点眼液があり使用される。ベノキシールより作用持続時間が長いが，即効性は劣る。

その他眼科の麻酔としては，外眼部手術（麦粒腫，霰粒腫など）時の局所麻酔，内眼手術（白内障，緑内障など）時の球後麻酔，テノン嚢下麻酔がある。この時に最も使用されている薬剤は塩酸リドカイン（キシロカイン）である。時には塩酸ブピバカイン（マーカイン）が使用される。この薬剤は，作用発現は遅いが，持続時間が5〜6時間と長く，また麻酔作用もリドカインの4倍である。そのぶん心臓への毒性も強く，長時間かかる手術のみに使用されている。また，キシロカインに血管収縮剤としてのエピネフリンを添加したものは，麻酔薬の吸収が抑制されて，麻酔作用時間が延長されるので使われる。

この局所麻酔薬の中毒が，心臓血管系や中枢神経系におこることがある。また，過敏症としてショックをおこすことがあるので，使用する前には皮内反応検査をするのが望ましい。また，以前に使って気分が悪くなったことがないか問診しておくのがよい。

粘弾性物質

白内障手術を行わない医療機関の医療従事者には聞き慣れない，また関係のない物質であるが，白内障，角膜移植などの手術では，絶対必要な物質で，現在の白内障，眼内レンズ挿入術の進歩の1つの大きな要因をなしているものといえる。この物質は十分な粘性，弾性，可塑性をもつ，眼内で炎症をおこすこともない無色透明な物質である。

現在使用されているものは，ヒアルロン酸ナトリウムである。前眼部手術（白内障，緑内障，角膜移植）での前房形成，眼内レンズ挿入時の水晶体嚢形成，角膜内皮，虹彩，水晶体，角膜移植片保護などと網膜硝子体手術での増殖膜剥離，視認性維持，網膜保護に使われる。製品として，初めて発売となったものはヒーロンであるが，その後数多くの製品が多くの会社から発売されている。製造方法で分けると，鶏のトサカより抽出したものと発酵法により作成したものに分けられる。製品により粘度が異なる。

全身投与薬

　眼科領域で用いられる薬剤は，点眼薬（眼軟膏を含めて）が主だが，網脈絡膜などへは点眼薬は移行しないので，これら眼の後部の病気の時には，内服薬を主とする全身投与薬が用いられる。一部抗菌薬，ステロイド，抗緑内障薬については，先に述べたとおりである。

　網膜の循環を改善するために眼科で使用されるものとしては，血管拡張薬がある。カリクレイン，カルナクリン，ユベラニコチネート，ロコルナール，コメリアンなどが発売されている。いずれもとくに著しい副作用はなく，長期の連用も可能と思われる。

　また，止血薬もよく処方される。出血を伴っている場合に血管壁強化薬として，アドナが最も多く使用されている。

　網膜静脈閉塞症の急性期には，ウロキナーゼを連日1週間静注する。さらに血液凝固を抑制するためにワーファリン，神経賦活効果を期待して緑内障や視神経萎縮にメチコバールが使用されている。

8 眼疾患

斜視・弱視

斜　視

　斜視は，眼位の異常と両眼視の異常とを伴ったものである。狭義の斜視は共同性であり，非共同性のものは麻痺性斜視である。

■症状

　斜視は，眼位および両眼視機能の異常により，遠近感覚，立体視といった深径覚が得られない。
　内斜視・外斜視および上下斜視とがある。図 8-1 に外斜視と上斜視の例を示す。
　また，遠視が原因の内斜視を調節性（屈折性）内斜視という。時々斜視になるものを間欠性斜視，いつでも斜視のものを恒常性斜視という。外斜視の大部分は間欠性外斜視であるが，内斜視は，調節性内斜視以外は恒常性内斜視である。
　偽斜視：斜視ではないが，斜視にみえる状態である。斜視の診断のうえで重要である。図 8-2 は内斜視にみえるが，斜視ではない偽内斜視の例である。

■治療

　斜視の治療は，眼位の矯正が第一である。眼位の矯正方法は，調節性内斜視では遠視の矯正，その他の斜視はすべて手術である。図 8-3 は，調節性内斜視の眼位を遠視の眼鏡で矯正した例である。図 8-4 は，恒常性内斜視の眼位手術でを矯正した例である。

斜視・弱視　85

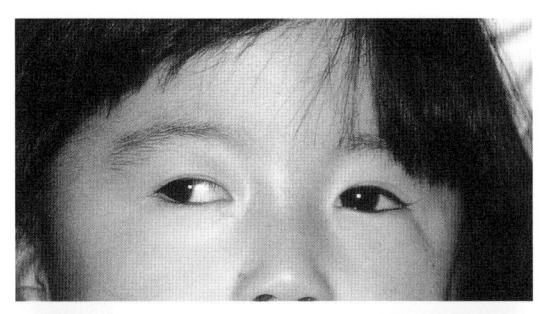

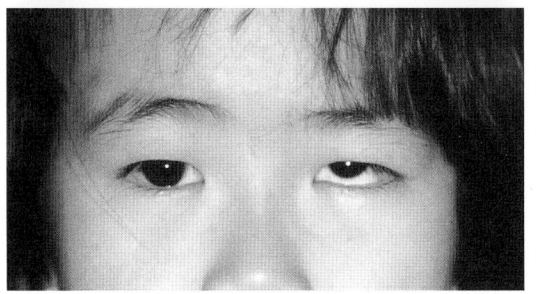

図8-1　外斜視（上）と上斜視（下）

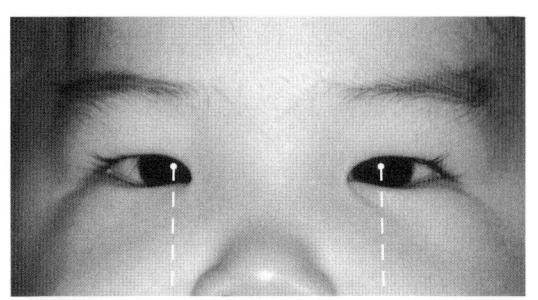

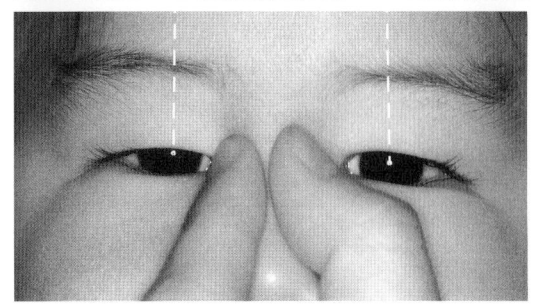

図8-2　偽内斜視
上：内斜視のように見える。これは，鼻根部の発育が悪いため，鼻側の白い強膜部分が見えないためである。
下：鼻をつまむと斜視でないことがはっきりする。

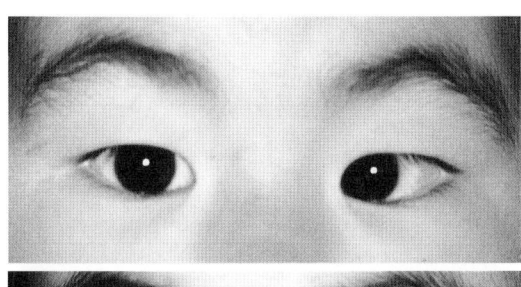

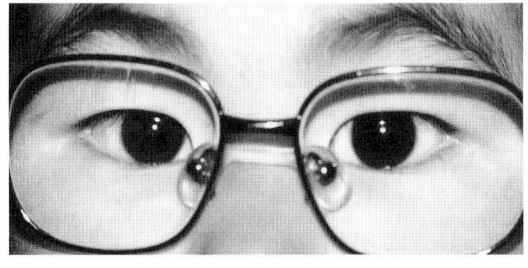

図8-3　調節性内斜視
上：内斜視になっているところ
下：遠視の眼鏡で眼位は矯正

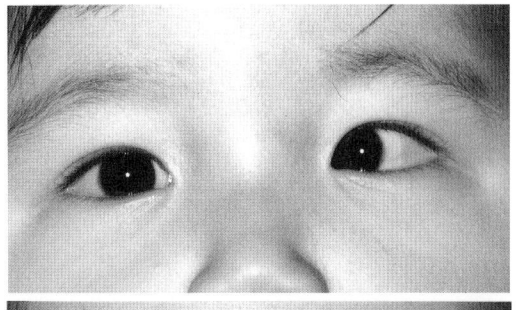

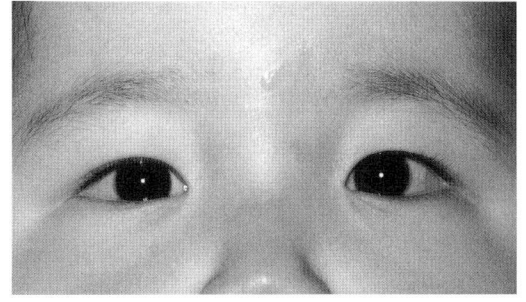

図8-4　恒常性内斜視
上：内斜視術前
下：術後，眼位は矯正されている。

弱視

弱視は，乳幼児の視力が発達していく過程において，正常な視力の発達が停止あるいは遅延している状態である。

■症状

弱視は，眼球自体には器質的な変化がみられない機能的な視力障害である。

両眼の矯正視力が不良である器質的疾患による視力障害も弱視というが，これはロービジョンといい，ここでいう弱視とは区別されている。

弱視には次のような種類がある。

斜視弱視：斜視のために片眼の視力が障害されているものである。

不同視弱視・屈折異常性弱視：屈折異常が原因の弱視のうち，片眼のものを不同視弱視，両眼のものを屈折性異常弱視という。

形態覚遮断弱視：乳幼児期に，眼帯などで視性刺激を遮断することによって，非可逆的な視力低下をきたしたものをいう。

■治療

弱視の治療は，原因の除去と固視矯正訓練および視力増強訓練である。

原因の除去としては，屈折異常性弱視・不同視弱視は屈折矯正，斜視弱視は斜視手術である。

原因を除去して，眼を使いやすい状態とし，物を見る訓練をする。弱視は片眼の視力は良いため，視力の良い眼を遮閉して弱視の眼を使う訓練も行う。これを健眼遮閉という。

しかし最も大切なことは，弱視の予防である。したがって，むやみに眼帯をすることは避け，早期発見と早期治療が原則である。

眼瞼・涙器疾患

眼瞼内反症

眼瞼縁が眼球側に彎曲して，睫毛（しょうもう）が眼球に接触する（図8-5）。

眼瞼そのものには異常なく，下眼瞼の皮膚過剰が原因で睫毛だけが内反して角膜に接しているものを，とくに睫毛内反症といい，小児の先天眼瞼内反症は睫毛内反症のことが多い。一般にやや肥満の小児の下眼瞼にみられ，鼻側の睫毛が頬の皮膚に押されるようにして眼球に接触している。

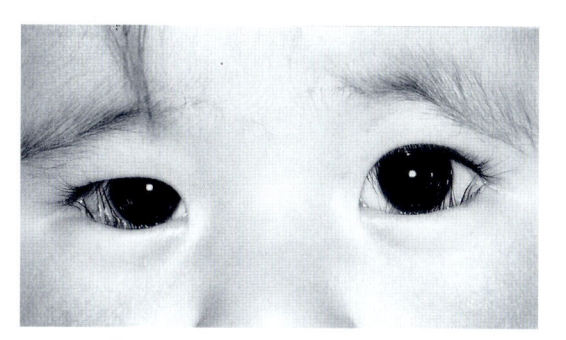

図8-5　眼瞼内反症（両側下眼瞼）

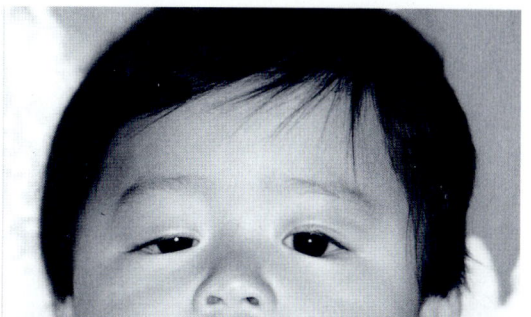

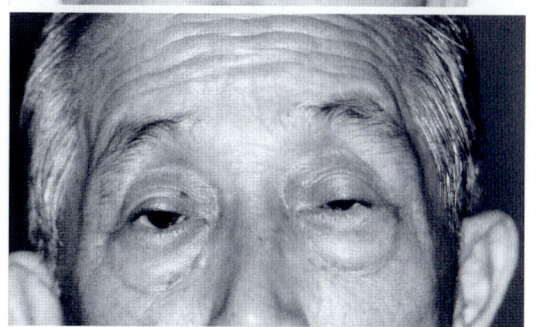

図8-6　眼瞼下垂
上：先天性　　下：老人性

先天性のほか，老人性，瘢痕性および，けいれん性内反症がある。

■症状
睫毛が角膜および結膜を刺激するため，異物感，流涙，羞明および眼脂，他覚的に結膜充血，角膜びらんおよび混濁などがみられる。乳幼児では自覚症状を訴えることはまれで，眼をよくこする，結膜炎症状を繰り返すことなどから発見されることが普通である。

■治療
睫毛を眼球から遠ざけるように方向を変える手術を行う。小児では発育に伴い自然治癒することもあるので，結膜炎症状のみられたときに抗生物質の点眼を行うなど，対症療法で経過をみるが，刺激症状の強い場合には早期に手術を行う。

眼瞼下垂

眼瞼下垂は，上眼瞼が下垂して挙上できない状態である（図8-6）。小児では先天眼瞼下垂が最も多い。先天眼瞼下垂のほか，後天性では老人性眼瞼下垂が最も多い。そのほか，重症筋無力症，動眼神経麻痺，外傷による眼瞼下垂などがある。

■症状

　先天眼瞼下垂は，上眼瞼挙筋の形成不全が原因とされており，眼瞼下垂のほか，眼球運動障害などの異常は通常伴わない。下垂の程度は症例により，完全下垂から軽度のものまであるが，完全下垂では瞳孔領が隠れてしまうため，正面視においても視覚が妨げられる。両眼性の場合，物を見るとき顎を上げた頭位をとり，額にしわを寄せ，眉毛をつり上げて物を見る。

　重症筋無力症による眼瞼下垂は，症状に動揺がみられ，動眼神経麻痺では瞳孔異常および眼球運動障害がみられる。

■治療

　眼瞼下垂の治療は手術が主である。先天性眼瞼下垂では早期手術が望ましい。重症筋無力症や動眼神経麻痺によるものでは，原疾患の治療によっても改善がみられず症状が固定した場合には手術の適応となる。

眼瞼炎

　眼瞼炎は，細菌・ウイルス感染，化粧品・薬品アレルギーによるものと湿疹のような体質的なものとがある。

■症状

　細菌感染によるものでは，睫毛根部に化膿性炎症がおこり，後に小さな潰瘍をつくる。体質的なものとしては，眼瞼縁に近い皮膚の肥厚と落屑がみられる（図8-7）。

　小児ではしばしば慢性に経過し，後遺症として睫毛禿，睫毛乱生，眼瞼外反などをひきおこす。

■治療

　抗生物質の眼軟膏の塗布，難治のものには自己免疫療法が行われる。

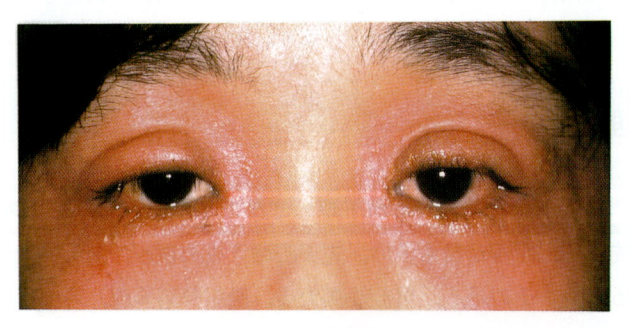

図8-7　眼瞼炎

麦粒腫
ばくりゅうしゅ

麦粒腫は，睫毛脂腺あるいは瞼板腺の急性化膿性炎症で，前者は外麦粒腫，後者は内麦粒腫である。起炎菌はブドウ球菌が多い。

■症状
眼瞼に炎症性腫瘤を生じ，発赤腫脹し疼痛がある。進行して膿点を形成する。

■治療
抗生物質の局所および全身投与，膿点がみられたら切開排膿する。

霰粒腫
さんりゅうしゅ

霰粒腫は，瞼板腺の慢性肉芽性炎症である。

■症状
眼瞼皮下の瞼板中に球状の腫瘤をふれる。疼痛は通常ないが，周囲炎を併発すると発赤・疼痛を伴い，内麦粒腫との鑑別が困難となる（図8-8）。

■治療
腫瘤が大きくなれば，切開搔爬(そうは)する。

涙囊炎
るいのう

涙道の閉塞があり，涙囊に細菌感染をおこしたものである。慢性涙囊炎と急性涙囊炎とがある。

■症状
慢性涙囊炎は流涙があり，涙囊部を皮膚の上から圧迫すると涙点から膿が逆流する。急性涙囊炎は，慢性涙囊炎があるときに涙囊内の細菌が涙囊外に出て，涙囊周囲に急性化膿性炎症をおこしたものである。涙囊部の発赤，腫脹，疼痛がある（図8-9）。

■治療
急性涙囊炎は，抗生物質の投与で炎症を抑える。慢性涙囊炎の鼻涙管閉塞に対しては，涙囊鼻腔吻合術を行う。

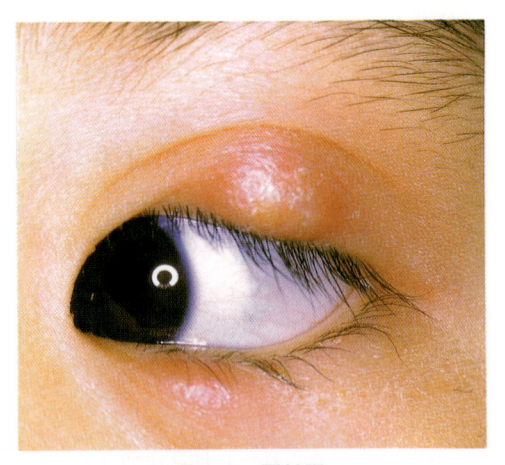

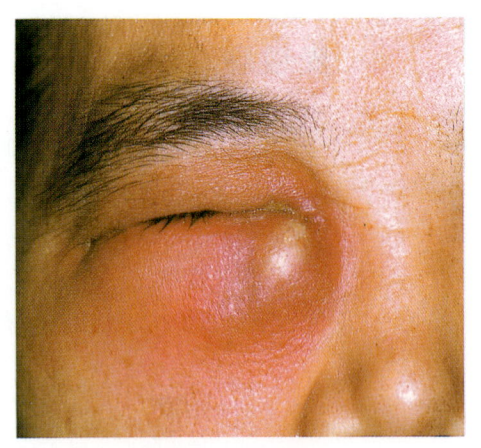

図 8-8　霰粒腫　　　　　　　　　図 8-9　急性涙嚢炎

結膜疾患

結膜炎

各種細菌，クラミジア（トラコーマの原因菌），ウイルスおよびアレルギーが原因でおこる。

結膜炎の種類としては，細菌性結膜炎，クラミジア結膜炎，ウイルス性結膜炎（流行性角結膜炎，咽頭結膜熱，急性出血性結膜炎），アレルギー性結膜炎がある。

■症状

自覚的には眼脂，流涙，瘙痒感，異物感，他覚的には眼球結膜の充血，浮腫，出血，眼瞼結膜の乳頭増殖，濾胞，顆粒および偽膜がみられる。

■治療

抗生物質の局所投与が主体であるが，症状により抗生物質の全身投与，副腎皮質ステロイド薬の点眼を慎重に行う。

1）ウイルス性結膜炎

結膜炎の中でウイルス性結膜炎は伝染力も強く，とくに重要である。

ウイルス性結膜炎の治療に特効薬はなく，混合感染の予防のため，抗生物質を局所および全身に投与する。感染の予防が第一である。

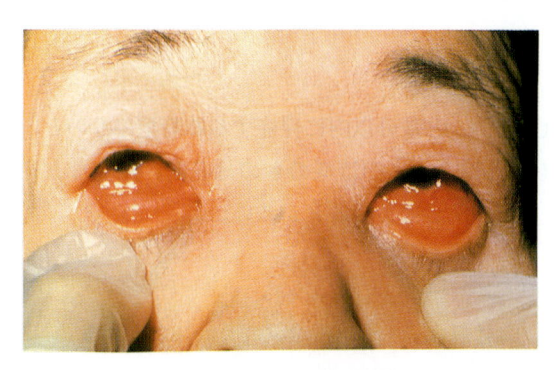

図 8-10　流行性角結膜炎

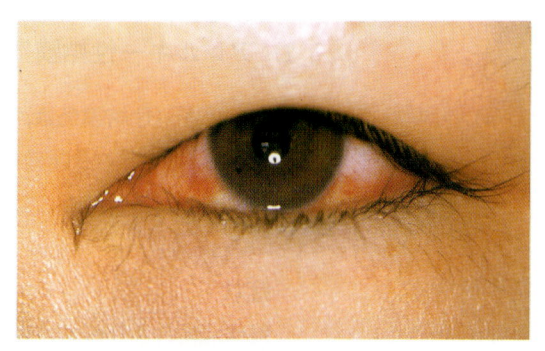

図 8-11　急性出血性結膜炎

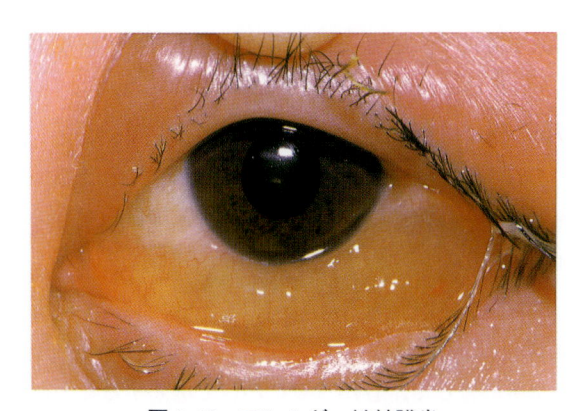

図 8-12　アレルギー性結膜炎

a）流行性角結膜炎（EKC）

アデノウイルス 8 型が原因で，潜伏期は 1 週間である。結膜は強く充血し，眼瞼も腫脹する（図 8-10）。経過は 2〜3 週間である。小児では偽膜形成，発熱，耳前リンパ腺腫脹など重症な経過をとることがあるので，全身状態不良の場合には，とくに混合感染に注意する。

b）咽頭結膜熱（PCF）

アデノウイルス 3 型が原因で，咽頭炎，発熱を伴うため，小児科を受診することが多い。潜伏期は 3〜4 日，結膜炎の症状は流行性角結膜炎と同様であるが軽症である。

c）急性出血性結膜炎（AHC）

エンテロウイルス 70 型が原因で，潜伏期は 1 日，経過は 1 週間である。結膜下出血を伴う充血が特徴的所見である（図 8-11）。

2）アレルギー性結膜炎

アレルギー性結膜炎は，抗原に接すると数分以内に発症する即時型のものと，1〜2日後に発症する遅延型のものとがある。即時型のものは花粉，塵埃など空中飛散物，遅延型のものは点眼薬など薬品によることが多い。

■ 症状

眼球結膜および眼瞼皮膚が浮腫状に腫脹し，瘙痒感が著しい（図8-12）。

■ 治療

抗原を避けて，副腎皮質ステロイド薬や抗アレルギー薬の局所投与を行う。

春季カタル

春季カタルは原因は明らかでないが，体質的なものとアレルギーが原因と考えられている。

■ 症状

瘙痒感が著しく，春から夏にかけて増悪することが特徴であったが，近年，冷暖房が完備されたためか，季節による変化は著明でない。眼瞼型は眼瞼結膜に石垣状乳頭増殖，眼球型は角膜輪部に堤防状隆起がみられる。

■ 治療

副腎皮質ステロイド薬の点眼，体質改善など全身強壮療法を行う。

フリクテン

結膜と角膜に白色円形の隆起がみられ，軽い充血を伴う。原因および治療は春季カタルと同様である。

翼状片
よくじょうへん

瞼裂に相当する部分の眼球結膜が，角膜に向かってのびてくる。その形は三角で厚みがあり充血している。進行して瞳孔領にかかると視力も障害される。瞳孔領にかかる前に切除するが，再発しやすい。

結膜下出血

外傷・結膜炎のほか，原因不明で眼球結膜に出血斑がみられる。普通は短期間で自然に消失するので，とくに治療を行わない。

角膜疾患

角膜炎・角膜潰瘍(かいよう)

角膜炎は，炎症ばかりでなく角膜症と呼ぶべきものもあるが，総称して角膜炎という。

■症状

自覚的には羞明，流涙，異物感，眼痛，他覚的には欠損部がフルオレセインで染色される。潰瘍部の混濁，角膜血管新生などがみられる。

■治療

原因療法である。細菌感染には抗生物質，ヘルペスウイルス感染には抗ヘルペス薬の投与をする。コンタクトレンズ障害や角膜異物が原因の場合，角膜保護薬の投与，症状によりアレルギーには副腎皮質ステロイド薬の点眼を慎重に行う。

1）点状表層角膜症（SPK）

涙液分泌減少，眼瞼内反，睫毛乱生，コンタクトレンズ，紫外線などの原因で起こる角膜上皮障害である。

2）角膜ヘルペス

単純ヘルペスウイルスによる角膜炎で，角膜の表層に樹枝状の病巣をつくる。進行すると潰瘍となって拡大して円板状の混濁をつくる。

円錐角膜

角膜が円錐状に隆起するものである。

■症状

角膜の中央が薄くなって前方に突出してくる。その部分は透明であるが，デス

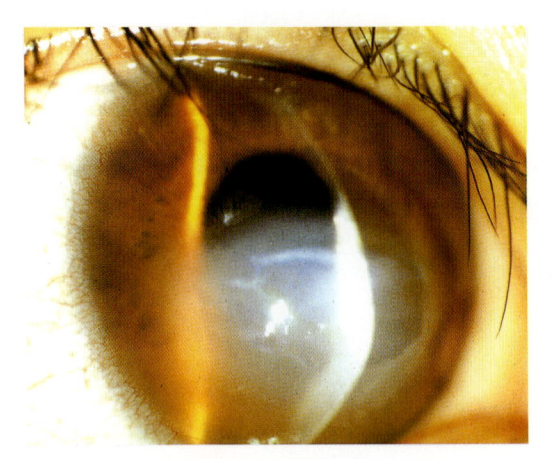

図8-13　円錐角膜
デスメ膜破裂のため角膜混濁

メ膜が破裂して角膜実質内に前房水が入って混濁してくる（図8-13）。青年期に発病して進行する。

■治療

初期はコンタクトレンズ装用。進行すれば角膜移植の適応となる。

ぶどう膜の疾患

ぶどう膜炎

虹彩・毛様体・脈絡膜の炎症である。
結核，梅毒，トキソプラズマ症などの感染症，アレルギー，サルコイドーシス，糖尿病などの全身疾患が原因でおこる。

■症状

自覚的には眼痛，羞明，流涙および視力障害，他覚的には毛様充血，前房混濁，硝子体および眼底の混濁である。

■治療

原因療法が第一である。対症療法として，アトロピン点眼，副腎皮質ステロイド薬の点眼，結膜下注射，内服，点滴などを行う。

ベーチェット病

ぶどう膜炎に口内アフタ，皮膚症状および外陰部潰瘍を伴う。原因不明のぶどう膜炎である。

原田病

急性びまん性ぶどう膜炎である。

白内障・緑内障

白内障

白内障は，水晶体の混濁をいう。

■**症状**

混濁の部位と程度により異なる。混濁が軽度の場合には羞明，進行すれば視力障害，全体が混濁すると瞳孔が白く見える。そのため，白内障は「しろそこひ」といわれている。

白内障には次のような種類がある。

1）老人性白内障

老化が原因の白内障で，高齢者の白内障の大部分はこれである。

2）先天白内障

先天性であるが，遺伝によるものと，妊娠中の風疹罹患が原因のものなどがある。

3）外傷性白内障

水晶体の外傷が原因である。

4）糖尿病白内障

若年者の糖尿病患者にみられる。高齢者では，糖尿病があっても老人性白内障であることが多い。

5）併発白内障

ぶどう膜炎，網膜剥離などに続発しておこる。

6）アトピー白内障

アトピーの人には若くても白内障がおこりやすい。

■治療

混濁の程度が強いものは手術をする。進行性のものは点眼で経過をみるが，視力障害のため日常生活が不自由になったとき手術をする。手術は，混濁した水晶体を摘出して，眼内レンズを挿入する。小児で眼内レンズを挿入しない場合は，術後にコンタクトレンズか眼鏡で矯正する。

緑内障

緑内障は，眼圧が高いことが原因で視力や視野が障害される疾患である。

■症状

急性のものと慢性のものとがある。急性のものは，急に眼圧が上昇し急性発作をおこす。急性緑内障発作は視力障害，眼痛，悪心，嘔吐も合併する。角膜は浮腫のため混濁し結膜も充血する。急性緑内障発作は瞳孔が緑色に見えるので，「あおそこひ」といわれている。慢性のものは，初期は無症状か眼精疲労様症状であるが，進行すると視野欠損，視力障害を自覚する。

緑内障には次のような種類がある。

1）閉塞隅角緑内障

虹彩根部が前に押し出され隅角が狭くなり，房水の流れが悪くなっておこる。中高年，とくに女性に多く，急性と慢性とがある。閉塞隅角の人では，散瞳薬を点眼すると緑内障の発作をおこす。

2）開放隅角緑内障

隅角は狭くないが，その機能が悪く，房水の流れが悪いものである。慢性に経過する。眼圧は，正常よりやや高いものが多いが，眼圧が高いことが原因で視神経が萎縮し，視野が狭くなり，視力も障害される。眼圧が正常範囲でも，視神経が障害される場合を正常眼圧緑内障という。眼圧に対する抵抗が人によって異なるためである。

一方，眼圧が高くても緑内障の症状が出ていない高眼圧症もある。

3）先天緑内障

隅角の形成不全による房水の流出障害である。角膜が混濁し，羞明がある。眼球全体が大きくなり牛眼ともいわれる。

4）続発緑内障

眼底出血，ぶどう膜炎，眼内腫瘍などが原因で眼圧が高くなる。

■治療

急性緑内障発作の場合，縮瞳薬の点眼，炭酸脱水酵素阻害薬の内服，高浸透圧薬の点滴静注，レーザー光凝固あるいは手術で虹彩を切除する。慢性閉塞隅角緑内障は，縮瞳薬の点眼，予防的虹彩切除が行われる。慢性開放隅角緑内障は，各種の眼圧下降薬の点眼で経過をみて，眼圧のコントロールができなければ手術が行われる。続発緑内障は原因疾患の治療をする。

眼底疾患

中心性脈絡網膜症

眼底の中心に浮腫がおこる（図8-14）。原因は不明だが，心身のストレスが誘因となる。

■症状
視力障害と中心暗点を訴えるが，視力障害はそれほど強くない。ものが小さく見えたり，ゆがんで見える。2～3か月で治癒することが多いが，再発しやすい。

■治療
治療は，蛍光眼底造影を行い，蛍光漏出点に光凝固を行う。心身の安静が大切である。

網膜剝離

網膜が眼底から剝離する（図8-15）。網膜に図8-16のような裂孔ができて剝離するものと，ぶどう膜炎などに続発するものとがある。

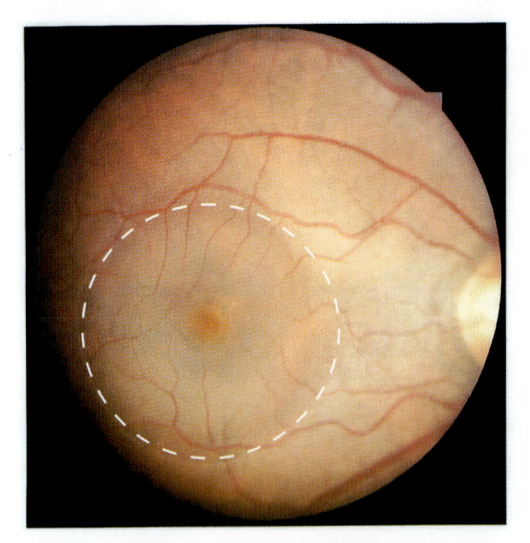

図 8-14　中心性脈絡網膜症

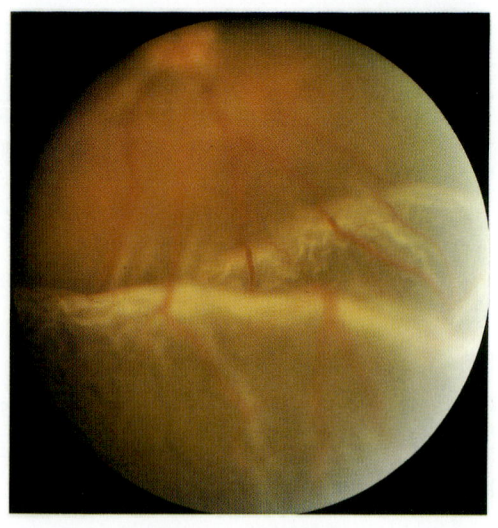

図 8-15　網膜剝離
網膜が剝離したところに液がたまっている。

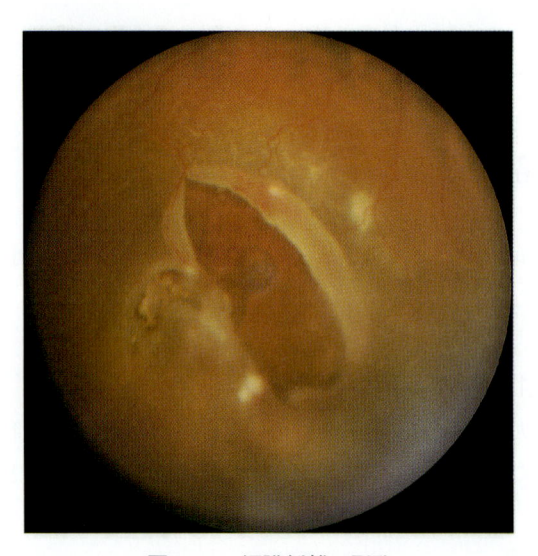

図 8-16　網膜剝離の裂孔

■症状

　剝離した部分の視野が欠損する。中心まで剝離すると視力が障害される。飛蚊症で気づくことがある。放置すれば失明につながる。

■治療

　剝離が軽度であれば，光凝固で裂孔を閉鎖する。手術は，裂孔を閉鎖して剝離した網膜を復位させる。裂孔閉鎖は光凝固，冷凍凝固，ジアテルミー凝固などを行う。重症のものは硝子体手術も行う。

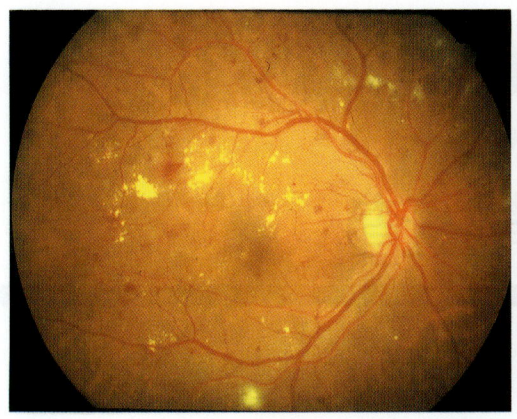

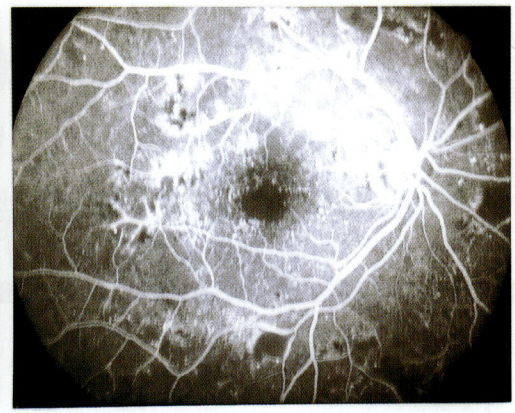

図8-17　糖尿病網膜症の眼底(左)と蛍光眼底(右)

続発性のものは，原因疾患の治療をする。

糖尿病網膜症

糖尿病の合併症である。

■症状
眼底出血，多彩な網膜血管がある（図8-17）。進行すれば，硝子体出血や網膜剥離をおこして失明にいたる。

■治療
全身的には糖尿病の治療。眼科的には，経過により光凝固と硝子体手術を行う。

網膜色素変性

網膜が変性する疾患で，遺伝性・家族性である。

■症状
夜盲・視野狭窄が進行して視力障害もおこる。眼底に色素斑があり網脈絡膜の萎縮がみられ，進行すれば視神経も萎縮する。

■治療
現在，確実な治療法はない。遮光眼鏡が羞明および進行防止に有効である。

9 予備検査

　眼科診療は，流れとして問診から始まり，そこから眼疾患，眼機能異常をある幅をもって予想し，次いで予備検査を実施するということになる。

　予備検査は一次検査ともいわれ，眼科診療にとって最低必要な検査，ルーチンな検査から成り立っており，その結果から，さらに幅を絞って次の二次検査へと進むことになる。そこでこの予備検査が不完全であれば，眼科診療は間違った道筋，診断・治療へと導かれてしまうことになる。したがって，予備検査は眼科検査スタッフにとってまず習熟すべき必須の検査である。

視力検査

視力検査のプログラム

　視力検査は予備検査の第一歩であり，眼に関するあらゆる検査の第一歩である。それは眼の多くの疾患や異常は視力障害という形で現れるからで，視力を検査することで眼の情報の最大の手がかりを得るからである。

　視力検査には多くの種類がある。たとえば，①裸眼視力と矯正視力，②遠見視力と近見視力，③字づまり視力と字ひとつ視力，④片眼視力と両眼開放視力，⑤自覚的視力と他覚的視力などがある。視力障害の症状や年齢，疑える異常の種類によって視力検査のプログラムを考えなければならない。標準的な視力検査は，裸眼・遠見・字づまり・片眼・自覚視力検査である。この標準的な検査で視力障害の基本的な情報が得られるが，これだけでは不足で，視力のあらゆるプロフィルを得ることができない。

1）裸眼視力と矯正視力

　裸眼視力がどのように低下していても，屈折矯正（眼鏡かコンタクトレンズで）によって1.0以上の矯正視力が得られるならば，それは主として屈折または

調節異常だけを考えればよい。しかし矯正視力が低下していれば，眼に視力障害となる原因疾患をもっているか，医学的弱視である可能性が大きく，続いて眼科的な種々の検査を眼科診療室で行う必要がある。

2) 遠見視力と近見視力

遠見裸眼視力が低下していても，近見の裸眼視力が良好な場合は近視が予想され，逆に遠見裸眼視力より近見裸眼視力が低下していれば，強い遠視，調節障害，老視が考えられる。なお小児では屈折異常がなくとも視力発達からみて，遠見視力より近見視力がよいものである。

3) 字づまり視力と字ひとつ視力

成人では，従来の1枚の視力表に多くの視標が並列している字づまり視力表で検査してよいが，小児で8歳以下，とくに6歳以下では，つまった視標では読みにくく読み分けが困難であるため，視標を1つずつ示す字ひとつ視力表で検査しなければ正確な視力値とはいえない。また，小児の視力の読み分けの発達を知るため，字ひとつ視力表での値と字づまり視力表での値の比較をすることがある。一般に小児では字づまり視力値より字ひとつ視力値の方が高い視力値を示すものであり，読み分けがよくなれば両者の値の差がなくなる。この現象は医学的弱視にもみられる。なお，60歳以上の高齢者にも読み分け困難がみられる。

4) 片眼視力と両眼開放視力

通常の視力検査は他眼を遮閉して片眼ずつ行うが，小児の斜視や弱視では，両眼開放しての片眼ずつの視力検査の視力値が，他眼を遮閉しての片眼視力値より低下していることが多い。これが小児の斜視や弱視の視力の特徴である。また，眼振のある場合，両眼開放しての両眼視力に比して，片眼を遮閉しての視力が低下する。とくに潜伏性眼振では，両眼で1.2あり，片眼遮閉で0.1〜0.3ということもある。逆に外斜位では，斜位近視のため両眼視力の方が片眼視力より悪いこともある。

なお，両眼開放しての視力検査にはツインチャート(ニコン；図9-1)を用いる。

5) 自覚的視力と他覚的視力

今までの視力検査はすべて患者自身の応答による検査で，自覚的視力検査である。これに対し作為的に正確な応答をしない詐盲や応答のできない3歳未満の小児には，他覚的視力検査が必要となる。

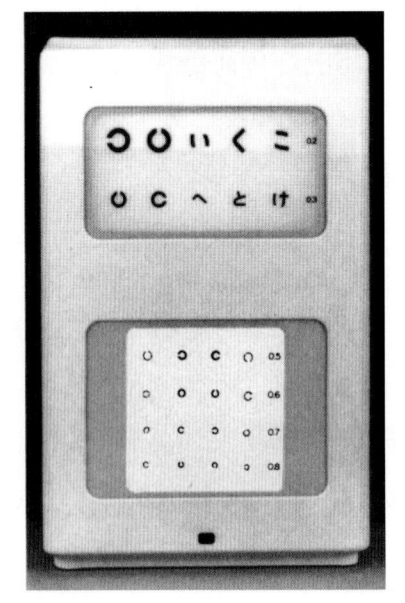

図9-1　ツインチャート(ニコン) 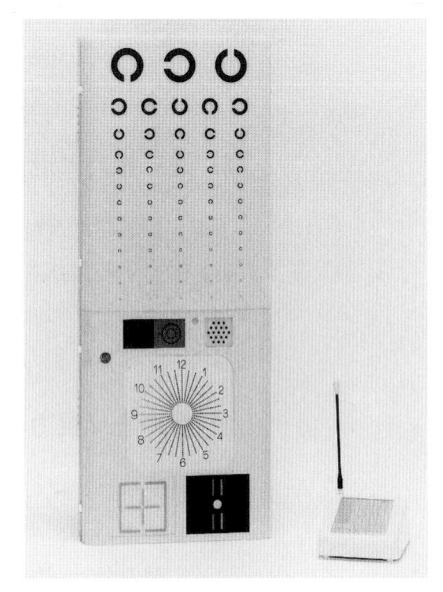　　図9-2　標準視力検査装置(イナミ K-3435)

標準視力検査

1) 原理と器具

　視力の検査は原則とし最小分離閾(いき)を求めることで行うが，その単位は最小視角(分)の逆数である小数によって表す。用いる視標は，国際標準視標(1909年国際眼科学会制定)であるランドルト環によるべきで，他の平仮名や絵の視標は，記憶されたり慣れやすかったりするので用いるべきではない。

　標準視力検査装置は5m用のもので，ランドルト環の印刷の許容差は標準の±3.0％以内とされ，照明は内部照明で光束発散度は500±150 rlx（ラドルックス）とされており，図9-2のとおりである。なお，従来のごとく前方よりの照明のものは，準標準としての視標面照度400〜800 lx（ルックス）が定められている。紙に印刷された視力表は，古く汚れてくると対比が悪くなるので注意しなければならない。

2) 検査法

　通常は5mの距離から，右眼から片眼ずつ検査するが，他眼は遮眼子で圧迫しないように遮閉する。また眼鏡使用者は図9-3のごとく，眼鏡用遮閉器を用いるとよい。さらに被検者が眼を細めて見ないように注意する。そして視標は0.1から順に小さい視標へと読ませ，読みうる最小の視標の視力値とする。その判定の基準は，見せた同一視標の数の半数以上正答できた視力値とする。たとえば，

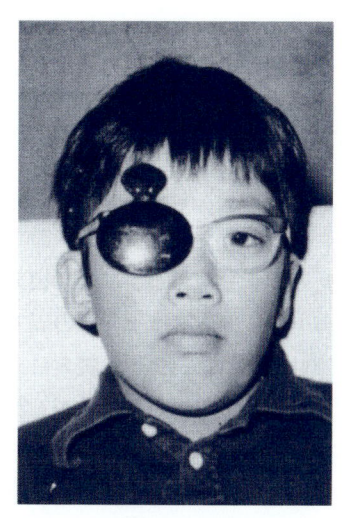

図 9-3 眼鏡用遮閉器（半田屋）

0.3 は 4/5，0.4 は 3/5，0.5 が 2/5 正答ならば，その視力は 0.4 となる．

3）視力の表記法

右視力すなわち R. V. または vd＝0.1，左視力すなわち L. V. または vs＝0.1 というふうに表記する．0.1 の視標を認められないときは，これを認められる位置まで視力表に近づかせ，0.1 の視標を認め得る最長距離を測る．これを d m とすれば，その視力は 0.1×d/5 で，例えば 3 m で 0.1 を認め得たならば視力は 0.06 となる．0.01 以下の視力ならば被検者の眼前に手指を出してその指数を正答できる最長距離をとり，例えば 30 cm ならば 30 cm 指数または 30 cm/C. F.（または f. z.）と記す．指数がわからなければ明るい背景の前で手を上下あるいは左右に動かし，動く方向が正答できれば距離をとり，眼前または○○ cm 手動または H. M., m. m. と記す．それもわからなければ暗室内で光の点滅を認めうるかどうかで，光覚，L. P. または s. l. となる．光の明暗を弁じられぬときは視力は 0 となる．

4）投影式視力表

スクリーンに視標を投影する方式は，検眼ユニットに組み合わせやすいため欧米では広く用いられている．視標以外にレッドグリーン視標，乱視表，偏光フィルターを用いた斜位テスト，不等像視テスト，ウァース四灯計チャート視標などが内蔵されている．

ただし，室内照明との関係でスクリーン面でのコントラストの基準が決めにくいので，わが国の標準視力測定装置に取り上げられていない．

小児の視力検査

1) 原理と器具

　読み分け困難を除くため，ランドルト環字ひとつ視力検査を行う。簡便な方法として図9-4のごとく，ランドルト環視標を1つずつ20 cm平方の白紙に貼布して1つずつ見せる。答える被検者には，ランドルト環の形をしたハンドル（自作でよい）を持たせる（図9-5）。検査前には図9-6のごとく視標の切れ目の方向と，ハンドルの切れ目の方向を同じにそろえて答えることを教えておくとよい。

　遠隔操作方式で，標準ランドルト環視標が4方向に任意に早く示せる標準単一視力装置（図9-7）が最も便利であり，これは成人にも高齢者にもよい。

2) 検査法と判定

　被検者は小児であるので遮眼子は用いずに，図9-5のごとくアイパッチ（川本繃帯）を貼る。検者は視標を0.1より順に1つずつ5 mの距離から見せる。被検者にはハンドルの切れ目の方向を，出された視標の切れ目にそろえて答えさせればよい。順に視標を小さくしていくが，最後の判定は上下左右の4方向のすべてを示し，そのうち3方向以上正解できた値を視力値とする。

　注意としては，視標の切れ目を変えるとき，被検者に気づかれぬように操作すること，小児はあきやすいのであまり時間をかけすぎぬようにすること，小さい視標では声をかけるなどして，とくに注意を呼びおこすようにすることなどが必要である。

　また，3歳児などで5 mでどうしても答えられないときは，検査距離を1/2の2.5 mに縮め，視力値も1/2にすればよい。

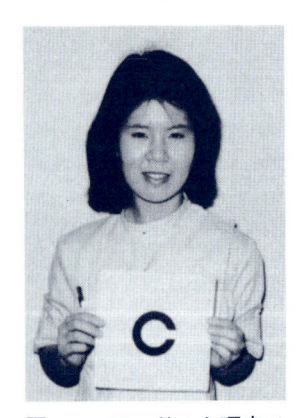

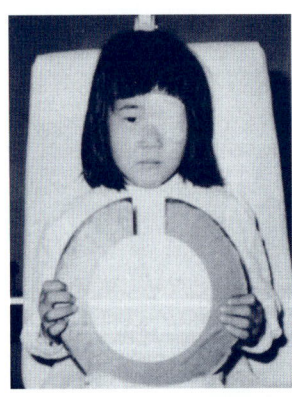

図9-4　ランドルト環字ひとつ視標　　図9-5　アイパッチを貼りハンドルを回して答える　　図9-6　答える練習

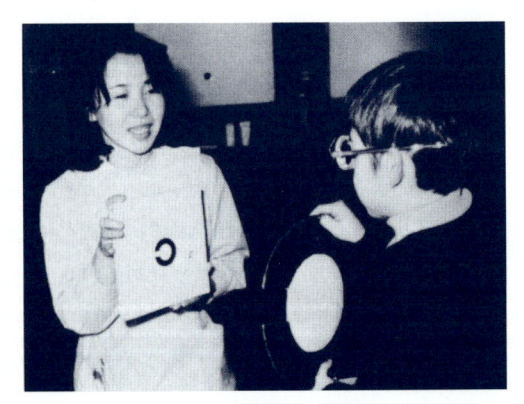

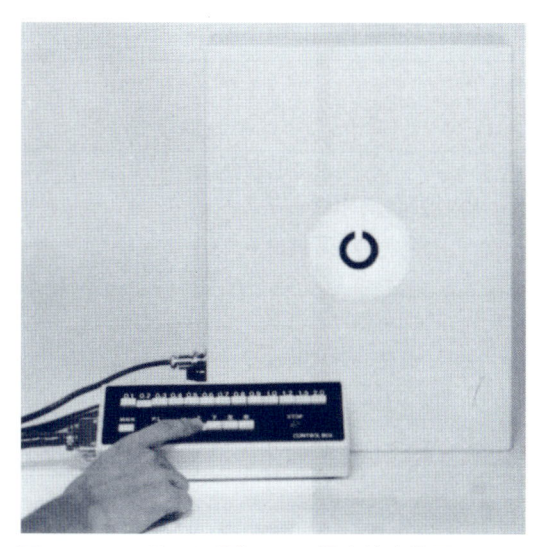

図 9-7　ランドルト環字ひとつ視力検査装置（興和）

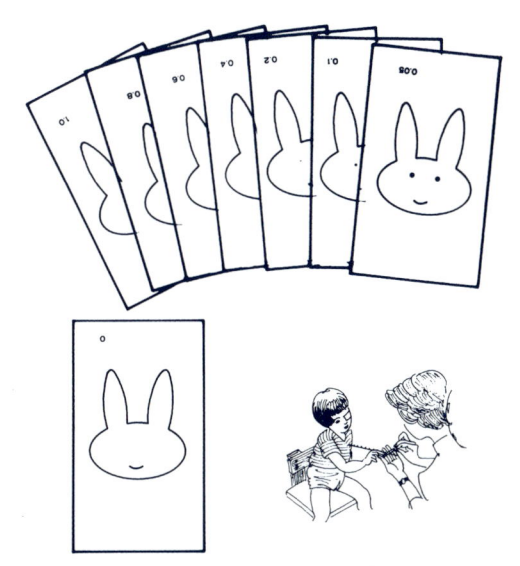

図 9-8　ドット視力（森実）

ランドルト環字ひとつ視力検査法は 3 歳をすぎれば，実施可能である。

なお，自覚検査の不可能な小児には，PL 法やドット視力表（図 9-8）などがある。

眼鏡検査

レンズメーター（頂点屈折計）

レンズメーターは，眼鏡レンズの度数，プリズム度と基底方向，光学中心，コンタクトレンズの度数を測定する器械である。

1）機　構

（1）望遠鏡式と投影式があり，投影式は視度調整不用なので，使用者が複数以上ならば勧められる。また最近は，オート式で測定値がデジタル表示されるものもできている。

（2）ターゲットには，スポットを円形に配列したコロナ（ヨーロッパ型），あるいは直線が直交したクロスライン（アメリカ型）があり，この両者が単独または組み合わせて用いられる。

表 9-1　被検レンズの向きとレンズ受け台の関係

レンズ ＼ 項目	レンズの方向	受け台
通常の眼鏡レンズ	凹面を受け台（コリメーター側）に向ける	眼鏡レンズ用受け台
小玉が凹面（第2面）にある多焦点レンズ	凹面を受け台（コリメーター側）に向ける	眼鏡レンズ用受け台
小玉が凸面（第1面）にある多焦点レンズの加入度数測定時	凸面を受け台（コリメーター側）に向ける	眼鏡レンズ用受け台
コンタクトレンズ	凹面を受け台（コリメーター側）に向ける	コンタクトレンズ用受け台

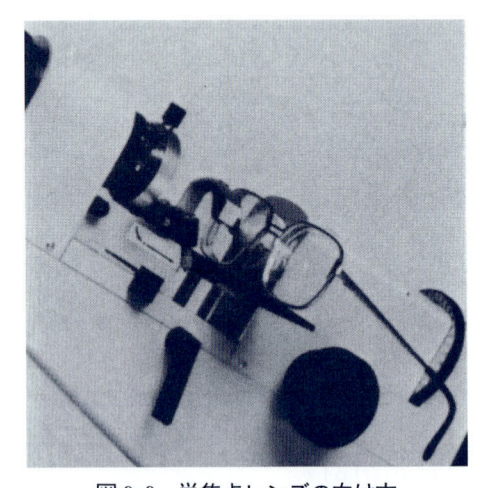

図 9-9　単焦点レンズの向け方

2）注意事項

（1）被検レンズの第1頂点は，標準レンズの像側焦点に一致していなければならない。このため被検レンズの向きとレンズ受け台を，被検レンズの種類と一致させなければならない。これを表9-1に示す。

（2）上記の理由から，単焦点レンズは図9-9のごとく，第2面（凹面）を受け台（コリメーター側）に向けて当てるが，二重焦点レンズの測り方は，第1面に近用レンズの小玉が付いている場合は，図9-10の上段のごとく，第1面（凸面）を受け台に当てて，まず遠用部の，続いて近用部の度を測り，その差を近用加入度数とする。そして遠用度数は単焦点と同様に第2面を受け台に当てて測定する。第2面に小玉が付いている場合は，単焦点レンズと同様に図9-10の下段のごとく，第2面を受け台に当て，遠用部・近用部の度数を測り，その差を加入度数とする。

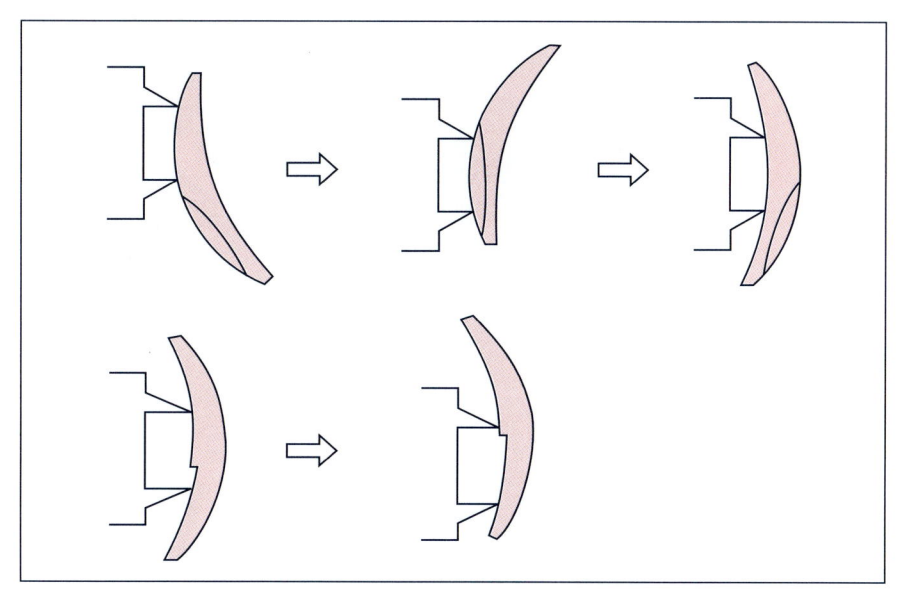

図9-10　レンズメーターの使い方（二重焦点レンズ）
上：眼鏡レンズ第1面下方に近用付加がされているレンズ
下：眼鏡レンズ第2面に近用付加がされているレンズ

　累進多焦点レンズは，通常のレンズメーターでは測定は困難で，大部分のレンズに付いている隠しマークを見るとよい。最近の自動レンズメーターでは多焦点レンズの測定が比較的簡単になっている。
　（3）円柱レンズ測定時には，「2つの主経線の測定値は必ず＋∞→－∞の順序で読みとり，円柱レンズはマイナスの符号で記載する」という原則に従うと混乱がない。この場合には，
　① ＋∞→－∞方向へ測定していき，符号とともに読みとった第1番目の値をαジオプター，第2番目の値をβジオプターとすれば，αが球面レンズの屈折力であり，
　② $(\beta-\alpha)$ジオプターが凹円柱レンズの屈折力であり，
　③ 第2番目の値，βジオプターの方向が円柱レンズの軸方向である
と整理できる。
　（4）レンズの光学中心を決定するには，球面レンズはコロナが十字線の中央にくるように，円柱レンズは円筒が強弱2つの角度でそれぞれ十字線の中央にくるようにし，印点する。両眼の瞳孔間距離を計測し，それがレンズ面で光学中心間の距離と一致するかを見ておく。
　プリズムの度数またはレンズのプリズム作用を調べるには，眼鏡ワクの幾何学中心がレンズ受け台，図9-11⑭の中央にくるようにし，コロナを明瞭に調節して，そのコロナが十字線の中央からどの方向にいくら目盛りがずれているかを見ればよい（図9-12）。図9-12aは，2プリズムジオプター，基底150°に入ってい

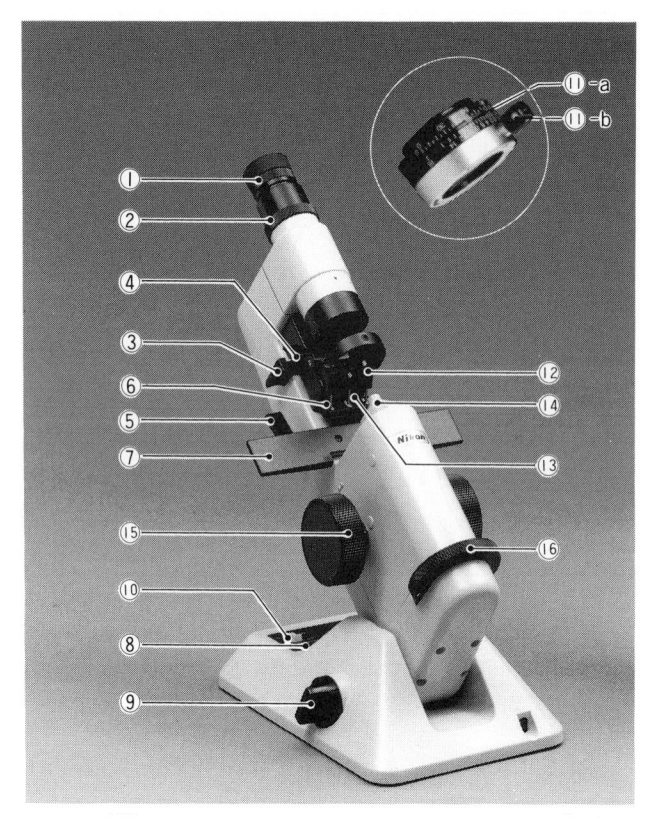

図 9-11 望遠レンズメーター（ニコン OL-7）

① 視度環
② 方向環
③ レンズ押さえレバー
④ 印点レバー
⑤ レンズ当て板レバー
⑥ 印点部
⑦ レンズ当て板
⑧ パイロットランプ
⑨ ティルティングランプハンドル
⑩ メインスイッチ
⑪ プリズムコンペンセーター
　⑪-a　目盛り
　⑪-b　ノブ
⑫ レンズ押さえ
⑬ インクつぼ
⑭ レンズ受け台 8 mm
⑮ 測定ハンドル
⑯ ターゲット回転ハンドル

ることになる。

　コンタクトレンズの度数を見るときは，レンズ受け台図 9-11 ⑭ をつまんで引き出し，コンタクトレンズホルダーにはめ替える。

　乱視にプリズムの加わった場合はプリズムコンペンセーターでプリズムの度数を中和してから計測すればよい。

　（5）ターゲット像の観察方式の差による使用法上の差を表 9-2 に示す。

3）使用法

　ニコンレンズメーター（図 9-11，望遠鏡式）の使用法のフローチャートを図 9-13～15 に示す。

眼鏡検査　109

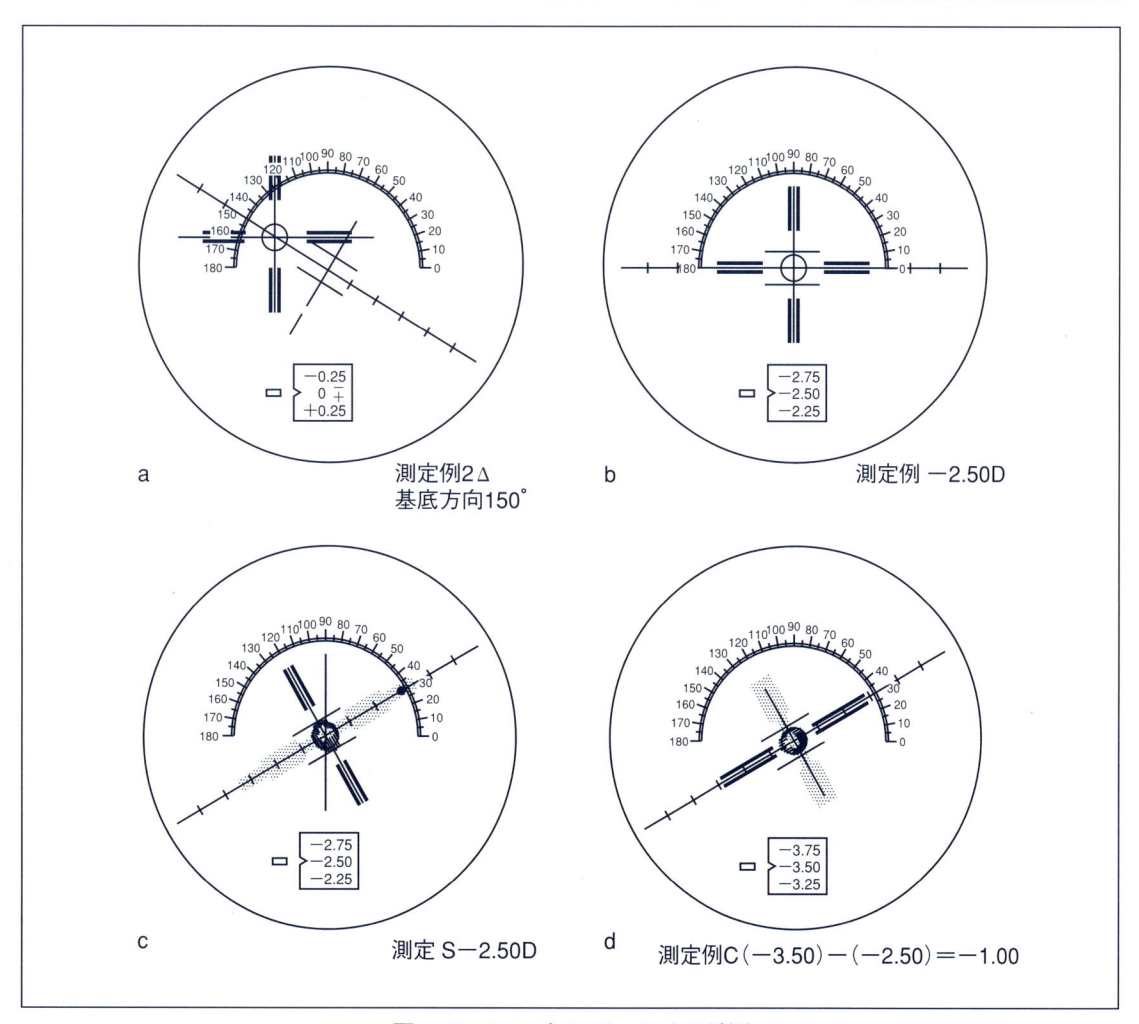

a　測定例2△　基底方向150°

b　測定例 －2.50D

c　測定 S－2.50D

d　測定例C(－3.50)－(－2.50)＝－1.00

図 9-12　レンズメーターによる計測

表 9-2　観察方式と使い方の違い

方式＼項目	視度調整	ターゲット像の観察	ターゲット像の値の読み
望遠鏡式	必要	片眼	ピントグラス目盛り 方向環の指示する線 ターゲット回転ハンドルの目盛り
投影式	不要	両眼	スクリーン上の目盛り ターゲット回転ハンドルの目盛り

9．予備検査

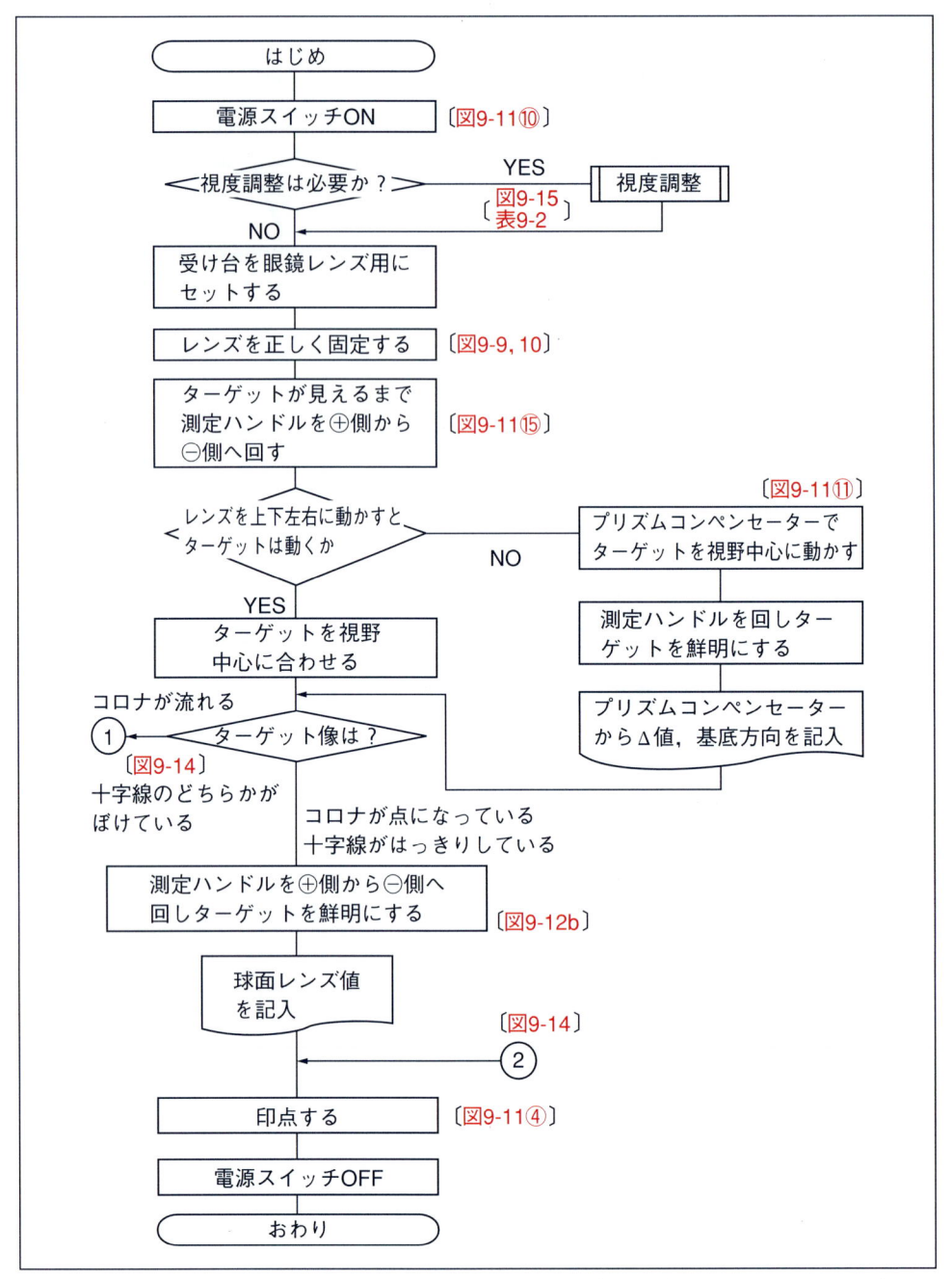

```
                    はじめ
                      │
                電源スイッチON    〔図9-11⑩〕
                      │
                                        YES    ┌──────┐
              ＜視度調整は必要か？＞──────→│視度調整│
                      │           〔図9-15      └──────┘
                      │NO          表9-2 〕           │
                      ←────────────────────────────────┘
                      │
              受け台を眼鏡レンズ用に
              セットする
                      │
              レンズを正しく固定する  〔図9-9, 10〕
                      │
              ターゲットが見えるまで
              測定ハンドルを⊕側から   〔図9-11⑮〕
              ⊖側へ回す
                      │
                                                         〔図9-11⑪〕
                                                   ┌─────────────┐
              ＜レンズを上下左右に動かすと＞  NO   │プリズムコンペンセーターで│
              ＜ターゲットは動くか    ＞─────→│ターゲットを視野中心に動かす│
                      │YES                       └─────────────┘
                                                         │
              ターゲットを視野                    測定ハンドルを回しター
              中心に合わせる                      ゲットを鮮明にする
                      │                                  │
           コロナが流れる                        プリズムコンペンセーター
         ①←＜ターゲット像は？＞                 からΔ値，基底方向を記入
         〔図9-14〕      │
         十字線のどちらかが  コロナが点になっている
         ぼけている          十字線がはっきりしている
                      │
              測定ハンドルを⊕側から⊖側へ
              回しターゲットを鮮明にする  〔図9-12b〕
                      │
              球面レンズ値
              を記入
                      │←──────②  〔図9-14〕
              印点する      〔図9-11④〕
                      │
              電源スイッチOFF
                      │
                    おわり
```

図 9-13　レンズメーターの使い方のフローチャート（眼鏡レンズのとき，ニコン OL-7）
（図 9-13～15 は村井による）

眼鏡検査　111

図9-14 レンズメーターの使い方のフローチャート

① → 測定ハンドルを回して⊕側へ少し戻す → 測定ハンドルとともにターゲット回転ハンドルを回し，コロナが最初にはっきり伸びる所または十字線のどちらかがはっきりした所で止める〔図9-11⑮〕 → D値を符号とともに読み，球面レンズの値とする（α）〔図9-12c〕 → 測定ハンドルを⊖側へ回し，コロナまたは十字線の直交する方向がはっきりした所で止める → D値（β）を符号とともに読み軸方向も読む〔図9-12d〕 → （β−α）Dを凹円柱レンズの値とする → 球面レンズ値／凹円柱レンズ値／軸方向を記入 → ②

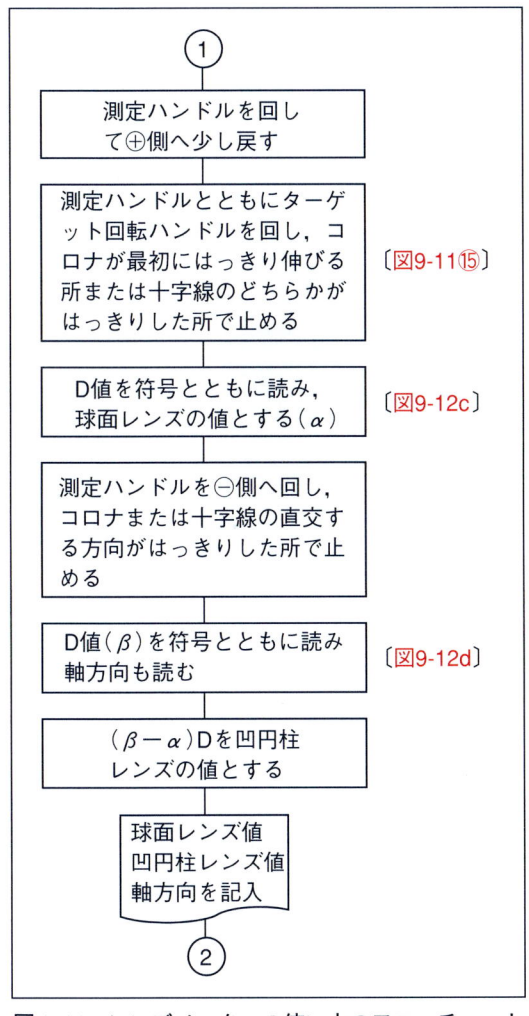

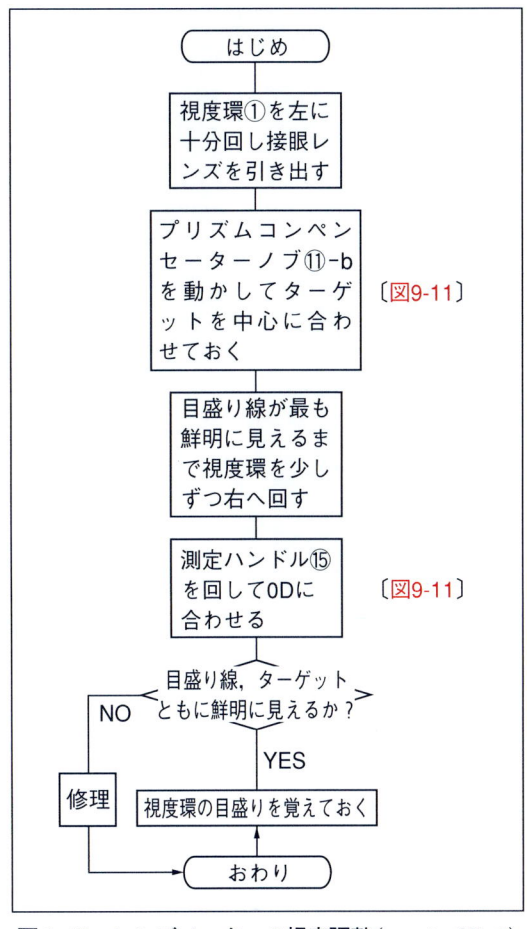

図9-15 レンズメーターの視度調整（ニコン OL-7）

はじめ → 視度環①を左に十分回し接眼レンズを引き出す → プリズムコンペンセーターノブ⑪-bを動かしてターゲットを中心に合わせておく〔図9-11〕 → 目盛り線が最も鮮明に見えるまで視度環を少しずつ右へ回す → 測定ハンドル⑮を回して0Dに合わせる〔図9-11〕 → 目盛り線，ターゲットともに鮮明に見えるか？ → NO：修理 / YES：視度環の目盛りを覚えておく → おわり

【投影式（マニュアル・オート）レンズメーター】

　投影式レンズメーターは，視度調整が不要のため，使用者が複数の職場では便利で多く用いられている．図9-16は投影式のマニュアルレンズメーターである．なお表示はデジタル化されている．

　さらに最近は，投影式で自動のレンズメーターが普及しており，図9-17のごとくである．本器は累進多焦点レンズの測定には便利である．

眼鏡ワク検査

　レンズが正しく合わされたものであっても，ワク（枠，フレーム）が正しくフ

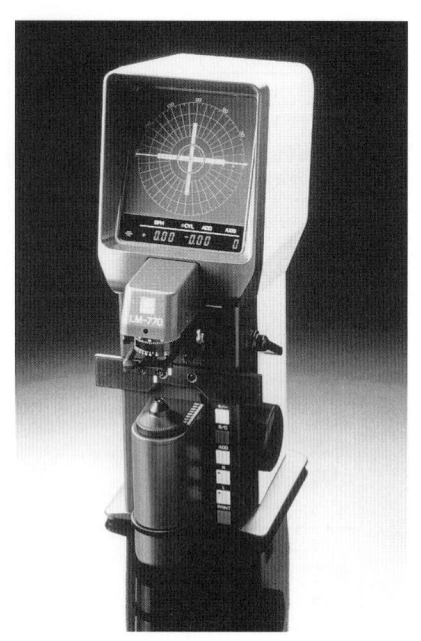

図9-16 投影式（マニュアル）レンズメーター（ニデック LM-770）

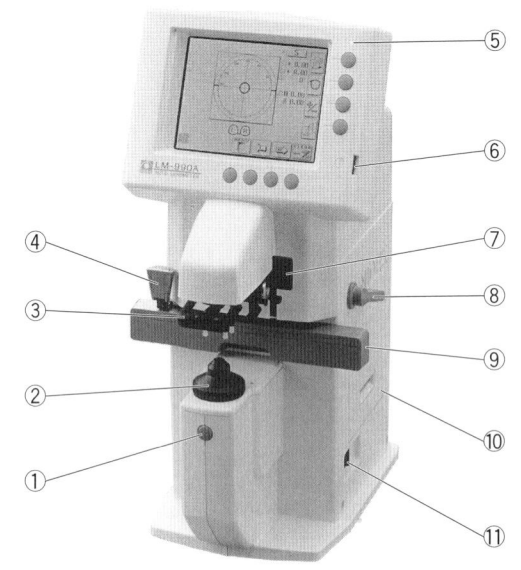

図9-17 投影式（オート）レンズメーター（ニデック 4M-990A）
①リードスイッチ　　⑤パイロットランプ　　⑨レンズ受け台
②ノーズピース　　　⑥コントラストノブ　　⑩プリンターカバー
③レンズ押さえレバー　⑦軸打レバー　　　　⑪電源スイッチ
④ノーズスライダー　　⑧レンズ受け台レバー

ィッティングされていないと，せっかくの眼鏡も意味のないものになり，光学的に正しくないのみならず，小児では眼鏡を常用しない原因になり，成人では眼精疲労の原因となる。図9-18は前ワクの寸法とワク各部の名称である。まず検査する要点は，①眼鏡の左右のレンズの光学中心間距離が瞳孔間距離と一致しているか，顔に掛けたとき②眼鏡レンズが顔の垂直線に対して正しい前傾角になっているか，これは図9-19のごとく遠用で10°，近用で20°，両用で15°が望ましいとされている。したがって，③レンズと角膜頂点との距離である頂間距離が正しく12 mmになっていれば，④レンズの光学中心は図9-20のごとくになる。すなわち，レンズの正面に対して見える瞳孔中心より，遠用で4 mm強，近用で8 mm強下方に光学中心があるのが望ましいことになる。また，⑤フレームの選択とフィッティングとして前ワクが大きすぎたり，手が長すぎたり短すぎたりして顔にうまくフィットしていないのではないか，レンズ間距離が広すぎたり鼻当て（パッド）が低すぎたりしてワクがずり落ちていないかなどである。

所持眼鏡による矯正視力が1.0に不足ならば，そのレンズの度の前後の矯正レンズを付加してさらに矯正視力を検査し，続いて屈折検査を改めて実施する。眼鏡とレンズとワクについては，検査した結果を記載しておく。

眼鏡検査は，予備検査だけでなく，改めてまた新たに眼鏡処方された際，眼鏡店ででき上がったものを再び持参させ，同様に検査すべきである。

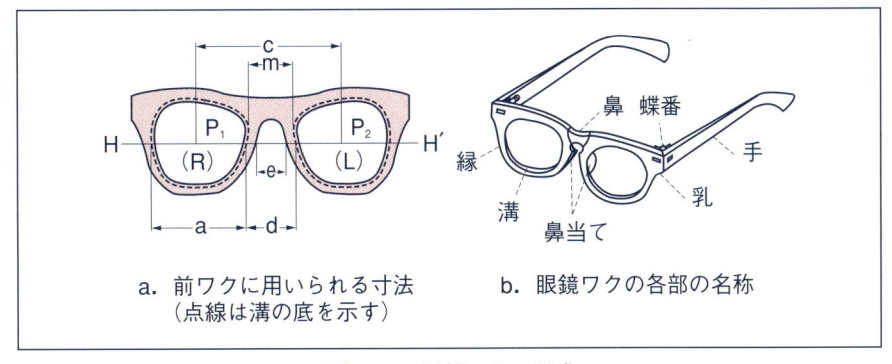

a. 前ワクに用いられる寸法
（点線は溝の底を示す）

b. 眼鏡ワクの各部の名称

図9-18　眼鏡ワクの構成

HH'＝ワクの基準線　　a＝レンズの基準長　　c＝基準中心距離
d＝レンズ間距離　　　e＝縁距離　　　　　　m＝最小レンズ間距離

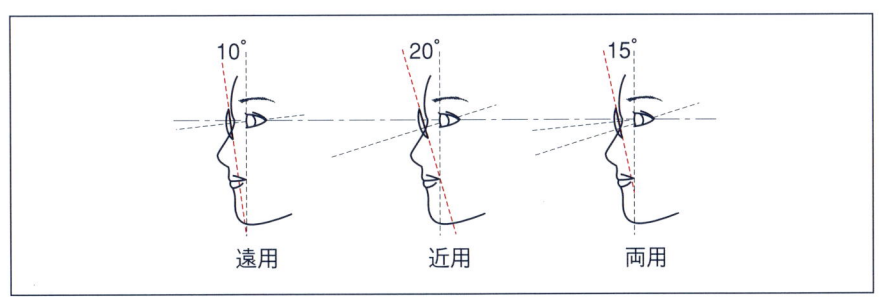

図9-19　眼鏡の正しい前傾角度

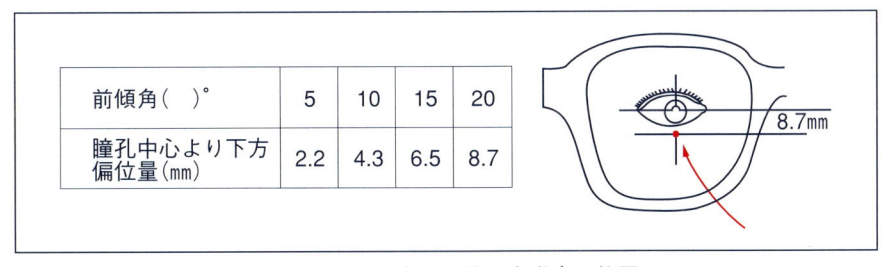

前傾角（　）°	5	10	15	20
瞳孔中心より下方偏位量(mm)	2.2	4.3	6.5	8.7

図9-20　近用専用眼鏡の光学中心位置

近見視力と輻湊の検査

近見視力検査

1）原理と器具

　視力の値を近距離（30 cm）で評価するため、近距離視力表を用いる。たとえば、視力0.1は5 m用ではランドルト環の外径は75 mmで、30 cm用では75

mm×$\frac{30}{500}$=4.5 mm の外径となる。視標は近距離用もすべてランドルト環を用いるべきである。図 9-21 のごとくになる。この新標準近距離視力表（半田屋）は 0.02 の低視力から測定でき，しかも小児でも測定できるよう視標の間隔を離して印刷してある。その巻末には実用性を確かめるため地図，英辞書，楽譜，列車時刻表などが付いている（図 9-22）。

2）検査法

　片眼ずつまたは必要により両眼で，30 cm の距離において，または被検者に持たせて大きい視標から順に小さい視標へと読ませていき，切れ目の方向の 3/4 以上正答できる最小視標の視力値を採用する。照明は遠見同様に表面照度 400～800 lx が必要である。なお内部照明式の近距離視力検査器もある。注意すべきは，被検者がどうしても見にくいときに 30 cm の検査距離をさらに縮めようとするため，常にメジャーでチェックする必要がある。また，0.1 以下の低視力では 0.1 の視標を認め得る距離まで近づけ距離の比をとって視力値とするのもよいが，調節が非常に大きく影響するので，0.1 以下の視標を備えた新標準近距離視力表を用いるほうがよい。

　さらに眼前に近距離視力表を徐々に近づけ明視しうる最短距離を測定し，調節近点を知る簡便な方法もあるが，正確には調節近点検査を行う。

輻湊検査

　輻湊（内よせ）は近見時に調節とともに共同して働く重要な眼機能であるため，調節近点とともに輻湊近点もチェックする必要がある。

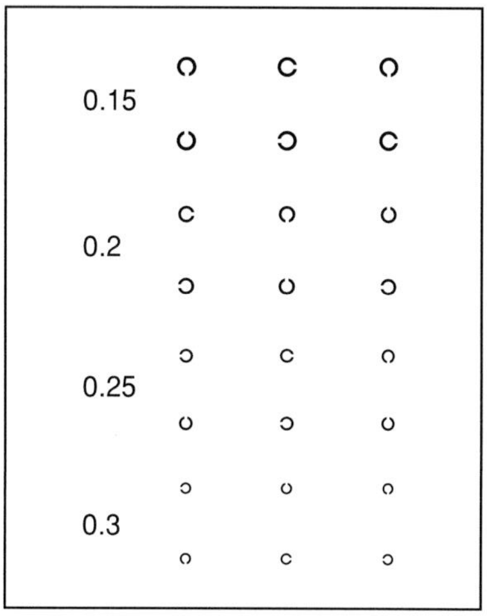

図 9-21　新標準近距離視力表（縮小）
　　　　（半田屋）

通常は簡便な方法として，被検者の前正面から検者が示指を鼻根部へゆっくり注視させながら近づけていき，被検者に目標が2つに見えたり，一方の眼が輻湊の眼位からそれる位置を観察すればよい。6～8cmくらいまでが正常で，それより遠いと輻湊不全がある。

調節によって輻湊がおこる調節性輻湊については，もう少し具体的に検討した

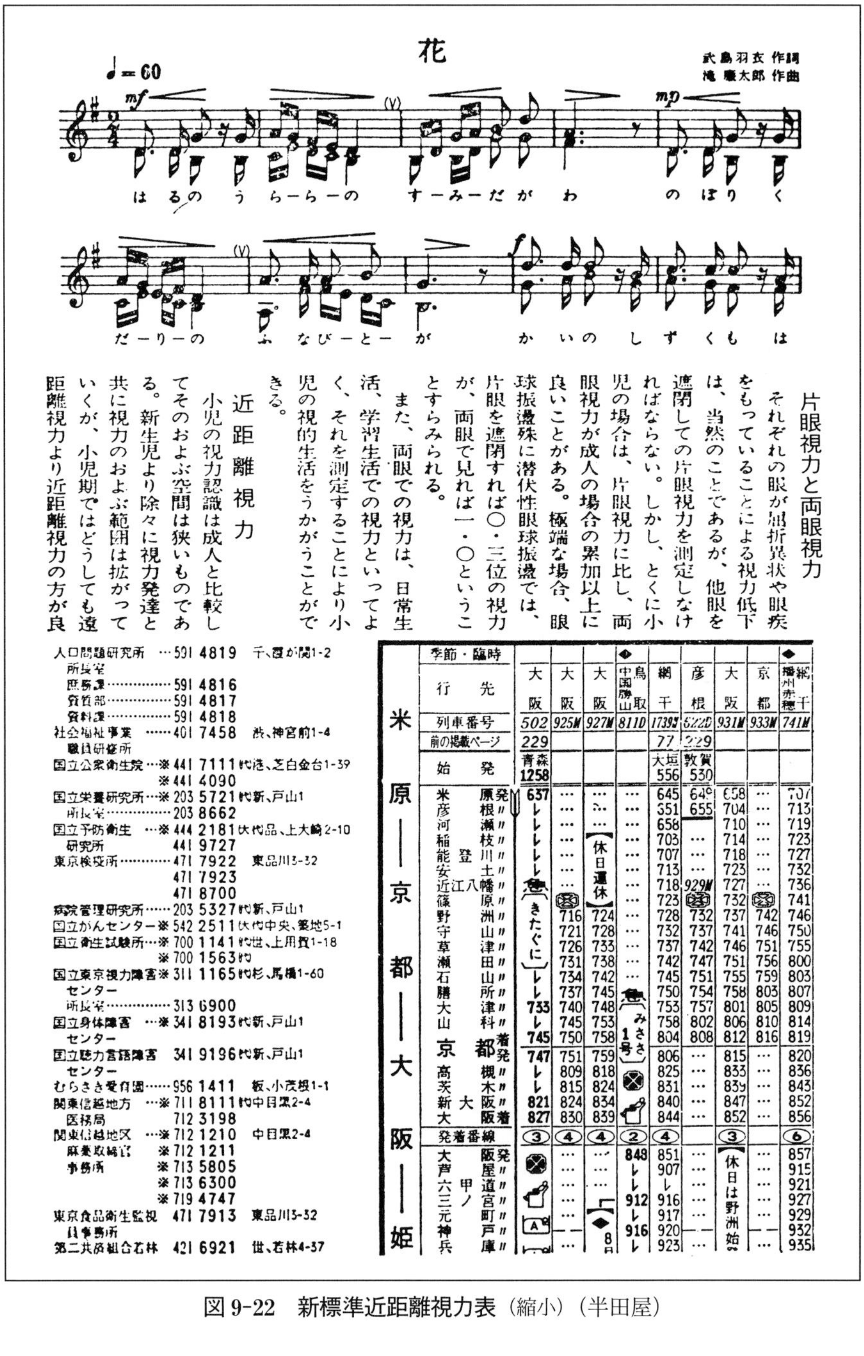

片眼視力と両眼視力

それぞれの眼が屈折異常や眼疾をもっていることによる視力低下は，当然のことであるが，他眼を遮閉しての片眼視力を測定しなければならない。しかし，とくに小児の場合は，片眼視力に比し，両眼視力が成人の場合の累加以上に良いことがある。極端な場合，眼球振盪特に潜伏性眼球振盪では，片眼を遮閉すれば〇・三位の視力が，両眼で見れば一・〇というとすらみられる。

また，両眼での視力は，日常生活，学習生活での視力といってよく，それを測定することにより小児の視的生活をうかがうことができる。

近距離視力

小児の視力認識は成人と比較してそのおよぶ空間は狭いものである。新生児より除々に視力発達と共に視力のおよぶ範囲は拡がっていくが，小児期ではどうしても遠距離視力より近距離視力の方が良

図9-22　新標準近距離視力表（縮小）（半田屋）

ほうがよい。たとえば，近見時に調節することによって強く輻湊がおこる内よせ過剰型の内斜視には，近見時に凸レンズを付加して遠見時と近見時の両者の眼位を比較したり，先の輻湊検査を行ってみるとよい。そこでこの型の内斜視に二重焦点眼鏡の処方を考慮することがある。また，輻湊不全があれば近見時に凹レンズを付加して輻湊検査を行ってみて，輻湊が強化できれば，被検者の眼鏡を（−）側へ寄せる処方を考慮することもある。また，近見時の偏位にプリズムで矯正することもある。

調節近点計を用い，両眼開放して視標を遠くより近づけ輻湊検査を行えば，輻湊近点をメジャーで読むことができる。

斜視の定性検査

斜視は小児の視力，両眼視機能の発達を妨げる大きな要因となるため，斜視の定性検査は，斜視が偽斜視か否か，斜視であれば治療を要するものか，それが急ぐものかゆっくり経過を観察して後でよいものか，治療は眼鏡，プリズム，手術のいずれが必要なのかを，まず判定するためにある。続いて眼位，眼球運動，両眼視機能の定量的な検査が，どのように必要かを示してくれる。

乳児斜視の診断

1）角膜反射試験

乳児は，近見眼位の検査が主となる。1mでの検査も行われるが，遠見視力の発達が不十分なため遠見眼位の検査は実際上行えない。ペンライトなどの光源の角膜反射像により，顕性斜視の存在およびその偏位度を測定する。瞳孔中心より1mmのずれは7.5°（15△）の偏位に相当する。瞳孔縁に反射像があれば15°（30△），瞳孔縁と輪部の中間にあれば30°（60△），輪部にあれば45°〜50°（90〜100△）の偏位を示す（図9-23）。簡便な方法であり，顕在斜視の発見は容易であるが，偏位度の測定は大まかなものである。この検査は，ヒルシュベルグ試験とよばれる。クリムスキー法やプリズム遮閉試験は，乳児には困難なことが多い。また，行えても不正確である。

2）遮閉試験

手掌で額を支持して，母指を用いる遮閉試験（おおい試験，カバーテスト）が一般に用いられる。この遮閉試験とヒルシュベルグ法で，斜視の有無は確かめられる。これによって，偽斜視との鑑別はつく。しかし，微小角斜視の発見は難しい。遮閉試験で固視の良否もある程度わかる。

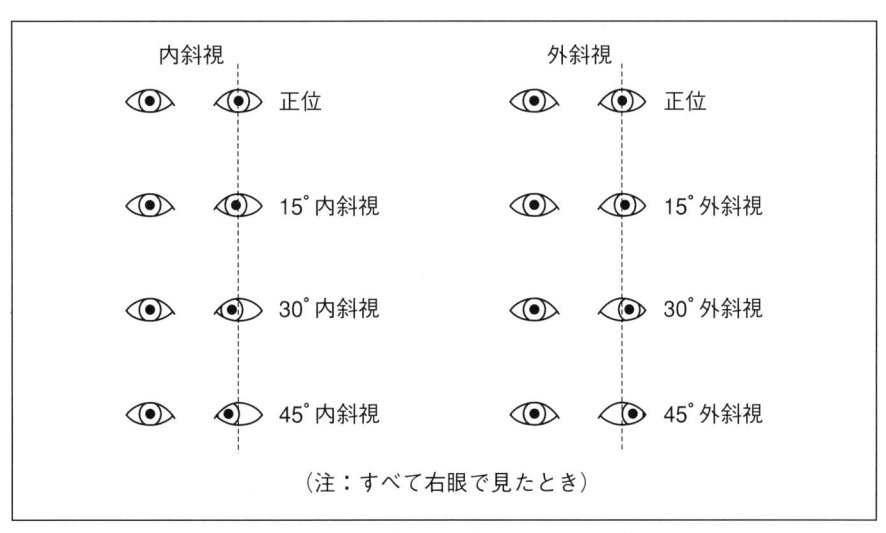

図 9-23　角膜反射試験（ヒルシュベルグ法）

3）ひき運動，むき運動の検査

　乳児のひき運動，むき運動の検査は，子どもが固視目標を眼で追わずに，顔を回して追従するため，親のひざの上にのせ，親に後ろから顔を固定させる必要がある。固視目標には，子どもの注意をひく音の出る玩具を用いるのが良い。あるいは回転椅子に親子を座らせ，子どもが十分に固視目標に引きつけられたときに，椅子を左右に回転してむき運動を調べることもできる。これによって，乳児内斜視に高率にみられる下斜筋運動を発見することができる（図 9-24）。また，乳児内斜視にはしばしば外転抑制がみられ，この機能的外転抑制と，外直筋麻痺，デュアン症候群とを鑑別する必要がある。この鑑別には，片眼をおおい，非遮閉眼の外ひき運動が可能か否かを調べればよい。むき運動は，図 9-25 のごとく，上下を含め 8 方向を調べる（正面を入れ，9 方向眼位という）。

4）よせ運動

　同様の固視目標を用いて，眼前 6～8 cm 付近まで目標を近づけて輻湊（内よせ）の状態を調べる。

5）異常頭位

　視診にて，頭を左右に傾けてないか，顔をどちらかに向けて見るか，顎を上げたりあるいは下げて見るか，といった状態を調べておく。乳児の眼性斜頸や眼位性眼振などの発見に必要なことである。

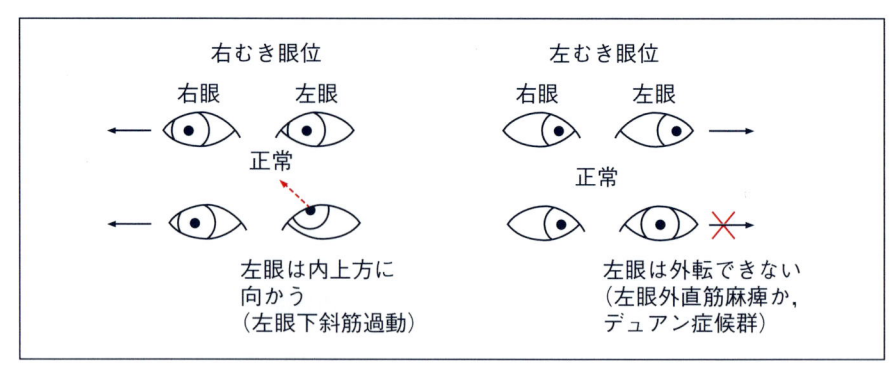

図 9-24　むき眼位の検査

図 9-25　9方向眼位

▼：他動的に眼瞼を挙上

6) 散　瞳

　最後に散瞳して屈折状態と眼底検査あるいは細隙灯顕微鏡検査を施行する。屈折状態の検査にはミドリン，サイプレジンまたはアトロピンを使用し，レフラクトメーターか検影法（レチノスコピー）を用いて屈折度を測定する。

　眼底，中間透光体の検査は，乳児内斜視には先天白内障，コロボーム，視神経萎縮などの器質的病変によるものが多いので，注意して検査する必要がある。

7) 全身状態

　ことに，中枢神経系の異常（精神遅滞，脳性小児麻痺）には斜視が50〜60%に合併するので，既往をよく聞き，全身状態に注意し，異常があると考えられる場合には，小児神経内科，精神科の受診を勧める必要がある。乳児内斜視は早期発見，早期治療（遮閉法，眼鏡装用，手術）が必要であり，上述の検査は必ず行うべきである。

眼位ずれの検査

1）遮閉-非遮閉試験（図9-26）

　視診だけでも明らかな顕性斜視は発見できる。しかし間欠性斜視や，斜位は遮閉-非遮閉試験や，交代遮閉試験を行わなければならない。遮閉-非遮閉試験は，目標を十分に固視していることを確かめ1眼を数秒遮閉し，これを除く。ついで同様の操作を他眼に行う。このとき，どちらの眼も全く動きがなければ斜視はない。しかし，微小角斜視はこれだけでは否定できない。遮閉を除いたとき，今まで遮閉下にあった眼が復位運動を示せば斜位の存在を示す。

　復位運動を示さずに，内方あるいは外方，上下ずれのままにとどまっていれば，斜視，または斜位-斜視（間欠性斜視）である。この場合，他眼を遮閉すれば復位運動を示す。1眼が弱視の場合は，固視眼を遮閉した場合，斜視の状態にとどまったり，不定な動きを示すことで，偏心固視，固視不定，視力不良を判定できる。この検査は，固視眼の判定や，潜伏性上斜位の検出にも役立つもので，眼位定性検査の基本的なものである。そこで遮閉-非遮閉試験の判定方法を示すと次のごとくである。

a）遮閉試験

　図9-26 aのうちBは左眼を，Cは右眼を遮閉したときに他方の非遮閉眼が動かないことから，顕性斜視（斜視と略す）がないことがわかる。Dは左眼を遮閉したときに右眼が内から外へ復位するので，顕在性の内斜視である。反対に右眼を遮閉したときに左眼が同じような動きをすれば，左眼の顕性内斜視となる。同様に，Eは外から内へ復位するので，顕在性の外斜視で，Fは上斜視，Gは下斜視である。

　このように，遮閉試験は顕性斜視の有無と，その斜視が右眼か左眼か，斜視が内・外・上・下のいずれの方向のずれの斜視かを知ることができる。

b）遮閉-非遮閉（遮閉除去）試験の判定方法

　先の遮閉試験が遮閉したときの他眼の動きを観察するのに対して，こちらの試験はいったん遮閉し，次に遮閉を除き，その遮閉されていた眼の動きで，潜伏斜視（斜位と略す）の有無と，斜視のずれの方向を知る検査である。

　図9-26 bのうちAとBは，いったん遮閉していたおおいを除いたときに，右眼にも左眼にも動きが認められないので，潜伏斜視がないことになる。Cは左眼の遮閉を除いたときに，左眼が内から外へ正面に復位し両眼視する位置に動くので，潜伏内斜視ということになる。Dは遮閉を除いたときに，外から正面に動くので潜伏外斜視で，Eは潜伏上斜視，Fは潜伏下斜視となる。おおいは手掌でも

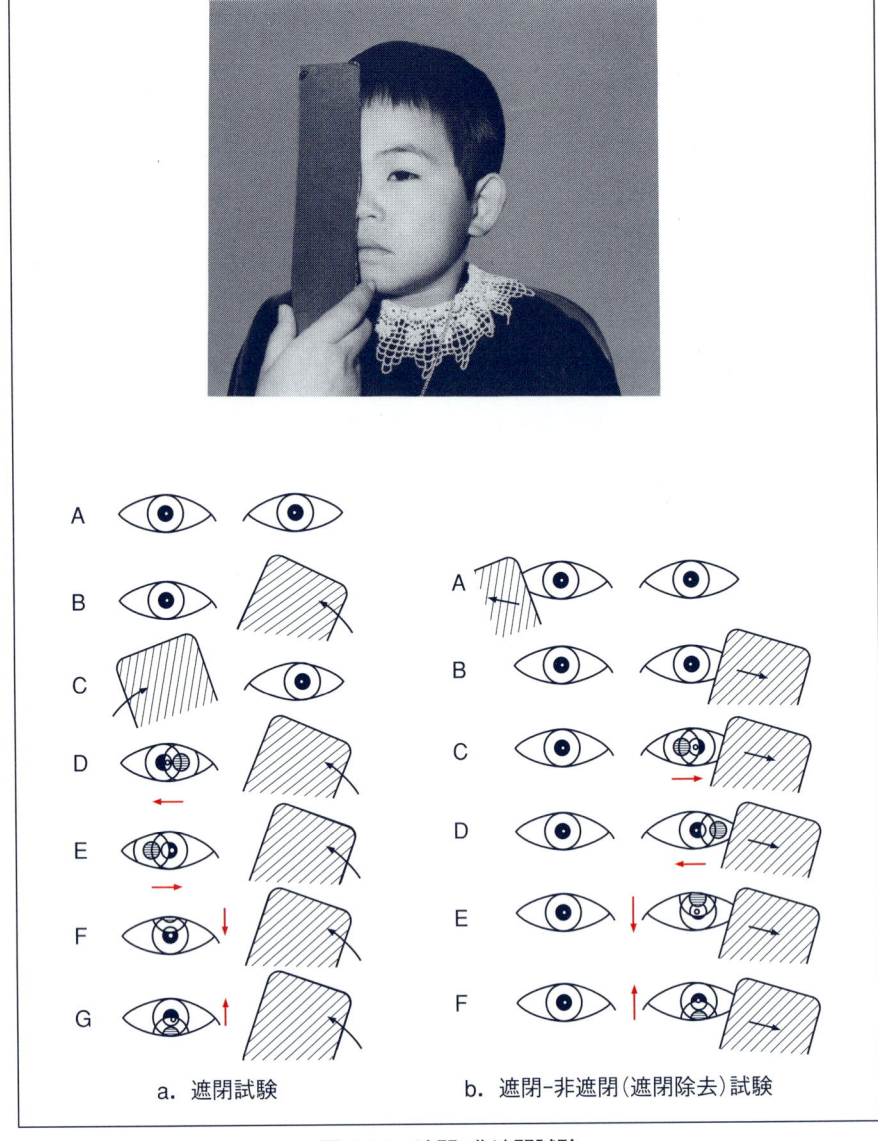

図 9-26　遮閉-非遮閉試験

　a. 遮閉試験　　　　b. 遮閉-非遮閉（遮閉除去）試験

よいし，写真のようにカバーを作って手で持ってもよい。

2) 交代遮閉試験

　遮閉-非遮閉試験で眼の動きのない場合には，交代遮閉試験を行う。前者では，一時的にしか融像が破られないが，後者では，融像の機会が与えられないため，前者の方法では発見できない斜位も発見できる。微小角斜視では，最初に交代遮閉試験を行うと，斜位が出てくるため微小角斜視の診断がつけにくくなる。

立体視試験（ステレオテスト）

　予備検査に立体視検査を行うことは，これからの眼科診療にとって必要なレパートリーになるであろう．欧米でも広く日常に使用されているのはチトマス社のステレオテストである（図9-27）．

　これは偏光フィルターを利用して，左右眼の分離を図ったもので，偏光眼鏡を装用してこれを見させると，図が浮き出てくる．右頁はハエで，左頁は4つの輪と，動物の絵になっている．ハエは羽が浮き出てくるので，小児には側方から指でつまむように命じればよい．空中で指で羽をつかむようにすれば，立体視があることになる．4つの輪はno.1から9まで，視差のつけ方に差があり，no.1がいちばん大きく浮き出し，以下順に浮き出しが小さくなっている．そして，浮き出している輪の位置を答えさせればよい．動物の絵は，A，B，Cの各段に1つずつ浮き出している動物があり，それを答えさせればよい．AからB，Cと順に浮き出しは小さくなっている．

　最近はこのほかに図9-28のごときランダムドットを用いたラング（Lang）ステレオテストやT.N.O.，フリスビーステレオテスト，KATテストなどがある．

　ステレオテストで，立体視がないか不十分ということがわかれば，当然，視力か両眼視機能の不良が疑えるので，精密検査として大型弱視鏡，その他の斜視検査を実施しなければならない．

　なお，ステレオテストによる立体視はあくまで近見における立体視で，遠見での立体視については不明である．たとえば間欠性外斜視などは，近見では両眼視

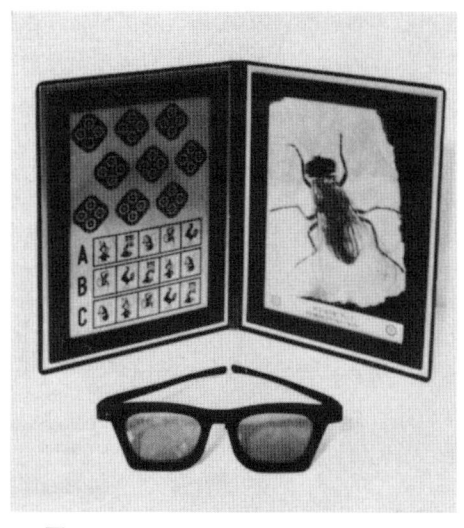

図9-27　ステレオテスト（チトマス社）　　　図9-28　ラング（Lang）ステレオテスト

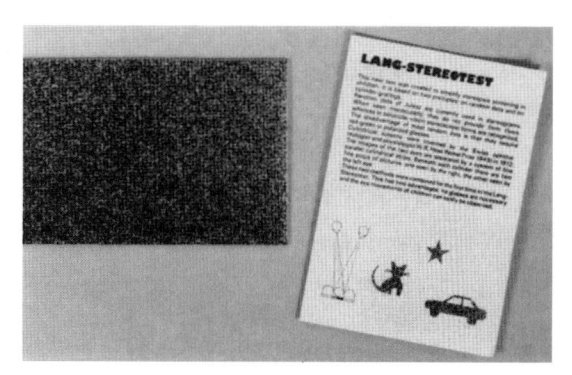

があり，ステレオテストにパスしても，遠見では両眼視が破れているもので，この検査法の限度を知っておかなければならない。

そこで，チトマスステレオテストと同様の，偏光フィルターを用いた遠見の立体視を検査するとさらに情報は多くなる。これにはポラテストかニコンツインチャート（図9-1）が用いられる。

眼圧定性検査

高眼圧のほとんどは緑内障と考えてよいが，最近は角膜に直接触れないで眼圧を測定できる，非接触（ノンコンタクト）眼圧計が普及してきたため，高眼圧をスクリーニングすることが容易となった。したがって，この眼圧定性検査を予備検査に取り上げるクリニックが増えてきた。

用いるノンコンタクト眼圧計は，キャノン，トプコン，ニデック，トーメン，コーワ，そして手持ちのものとしてキーラーパルゼア（甲南キーラー扱い）がある。

図9-29は非接触眼圧計（キャノンTX-10）で，モニターが分離しているのが便利とされている。

1）原理と測定法

角膜にエアジェットを噴射された瞬間に，一定の面積が圧平されるまでの時間，または圧平に要する噴射圧から眼圧値が換算されるものである。

患者の額とあごを，①額当てと，③あご受けに固定し，モニター上で，角膜に

①額当て
②ノズル
③あご受け
④測定ヘッド
⑤外部固視灯
⑥高さ合わせマーク
⑦セーフティストッパースイッチ
⑧プリンター
⑨モニター
　（オプションユニット）

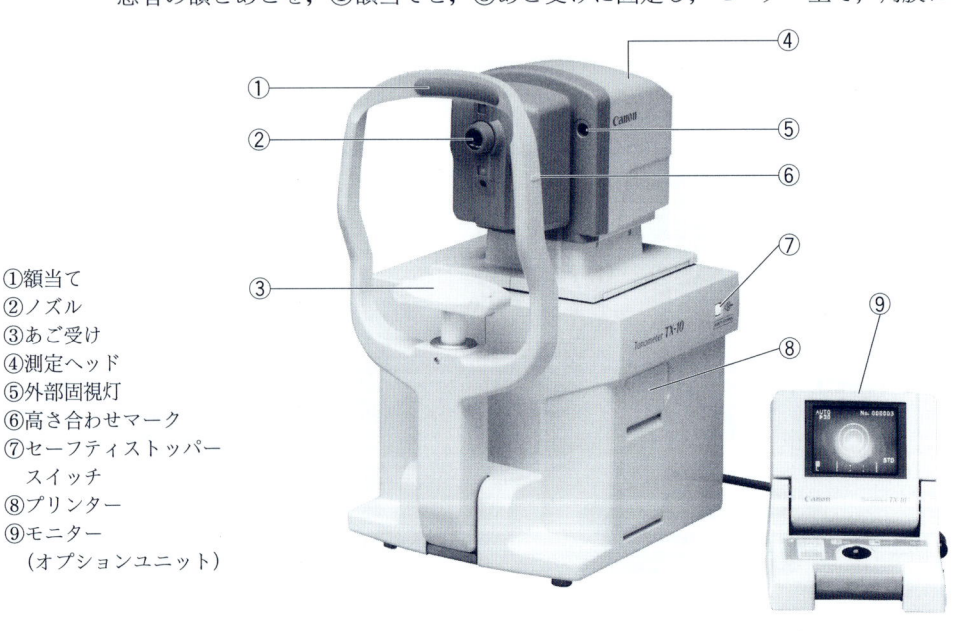

図9-29　非接触眼圧計（キャノンTX-10）

正確にエアジェットが吹き付けられる位置合わせをする。⑥高さ合わせマークも用いる。そして患者に測定を行うことを告げ，スタートボタンを押す。眼圧値がデジタル表示が出る。少なくとも3回行い，⑧プリントアウトする。

2）注意点

患者にあらかじめ眼に空気が噴射されることを告げておく。もちろん緊張のないように配慮したい。なお測定時に感染症のある人，眼瞼の下がっている人，角膜面に疾患のある人などに注意が必要である。

そこで，眼圧値にあまり変動が大きいときや，18 mmHg 以上のときは特に注意して報告する。そこでゴールドマン圧平眼圧検査が必要となる。

色覚検査

仮性同色表の特徴

色覚の予備検査には仮性同色表を使う。
したがって，ここで仮性同色表に関する予備知識と注意事項を述べる。
（1）仮性同色表は，未知の集団から色覚異常者と疑われるものをふるい分ける道具であって，それ以上の機能はもっていない。したがって，原則としてそれ以外の目的に使用してはならない。
（2）被検者に長い時間見せたり，正解を教えたりしてはならない。そうすることによって検査結果の信頼性が損なわれる。
（3）表の色を構成する化学物質は光により変質する（変色する）ので，表は可能な限り閉じて，光を避け，暗所で保管する。
（4）仮性同色表は完全なものではないので，つまり製作者の意図の通りには印刷されにくいので，次の条件を厳密に守って検査をすることが必要である。
① 照明光は標準光源 D_{65}（自然光に近い光源）が理想であるが，なければそれに準じたものを用いる。
② 照明光の明るさは 200〜500 lx とする。
③ 照明光は一定の角度で表を照らす(被検者の眼に反射が入らないように)。
④ 視線に対して表を直角に保つ。
⑤ 検査距離は石原表は 75 cm，TMC 表は 45 cm，SPP は 75 cm を厳守する。
⑥ 提示時間は1表につき 2〜3秒とする。
⑦ 常に全表を使用する。1部の表のみで検査をしてはいけない。
⑧ 検査ごとに表の提示順序を変える。
最後の⑧の条件は守りにくいが，できる限り順序を変えるように努力する。

表 9-3 仮性同色表の種類

表 の 種 類	表枚数
石原色盲表	
国際版[1]	24 枚
綜合表[2]	25 枚
コンサイス版[3]	14 枚
石原-大熊色覚異常検査表	14 枚
東京医大色覚検査表（TMC 表）[4]	12 枚
標準色覚検査表第 1 部（SPP-1）[5]	19 枚

[1] Ishihara's Tests for Colour-Blindness, 24 Plates Edition
[2] 石原綜合色盲検査表
[3] Ishihara's Tests for Colour-Blindness, Concise Edition
[4] 東京医科大学式色覚検査表（現在は絶版）
[5] 標準色覚検査表 第 1 部 先天異常用

　検査をする場合，検査結果が他人にわからないようにするため，できれば個室を，不可能なら衝立かカーテンで仕切った場所で，他の被検者の眼に触れないようにして検査する。また，被検者がどのような答をしても，決して驚いたり，疑ったり，興味を示したりするようなことなく，平然と受容するよう心がける。とくに幼い子供の場合は，一度問い返しただけで，以後答えなくなることがあるから，彼らの答を注意深く聞き逃さないようにすることも大切である。

わが国で使用されている仮性同色表

　わが国で使用されている仮性同色表を表 9-3 に示す。できればこれらの表のすべてで検査する。少なくとも 3 種類は使用するようにする。
　石原表には次のように 5 種類ある。①1 類表：これは正常者・異常者ともに読めるサンプル表，②2 類表：正常者と異常者との「読み」の異なる表，③3 類表：正常者のみに読めて，異常者には読めない表，④4 類表：異常者のみに読めて，正常者には読めない表，⑤5 類表：上記の表とは異なり，異常者の類型と程度を分けることを目的とした表，である。このうち，②，③は検出に有効である。
　TMC 表は次の 4 種に分けられる。①第 3 異常検出用の表，②第 1・第 2 異常検出用の表，③第 1・第 2 異常の分類を目的とする表，④異常の程度を分類する表（現在は絶版であるが，使用中のクリニックもまだ多い）。
　SPP-1 は次の 3 種に分けられる。①デモンストレーション表，②第 1・第 2 異常検出用の表，③第 1 異常と第 2 異常を分類する表。
　それぞれの表の長所・短所を表 9-4 に示す。

表 9-4 各仮性同色表の長所と短所

表の種類	検出表	類型分類表	程度分類表
石原表	優れている	劣る ことに第1異常	劣る
TMC 表	優れている	劣る ことに第1異常	やや劣る
SPP-1	優れている	優れている ことに第1異常	（所有せず）

　結論的にいうと，仮性同色表は検出にのみ用いるべきものである。類型分類や程度分類は参考程度にとどめ，仮性同色表以外のより信頼性の高い検査の結果によるべきである。

　もう一度繰り返して述べる。仮性同色表はふるい分け以外の機能はもたない。仮性同色表に程度・分類能力を期待しないこと。また，誤読の表数と異常の程度とは原則として関係がない。

外眼部検査

　厳密には予備検査とは言い難いが，外眼部を主として視診しておくことは，以後の検査の指針とすることができる。視診はペンライトで行う。

眼窩・眼球・眼瞼・結膜の視診

　これらは簡単に肉眼で観察することができる。たとえば眼球突出度を左右で比較し，いずれかが突出しているように見えれば，まずヘルテルの眼球突出計で検査する。眼球突出は場合によりX線検査その他の診断が必要となる。瞼裂の左右差を比較して，眼瞼下垂が疑える場合もある。また，結膜の充血があれば，耳前リンパ腺を触れると流行性角結膜炎が発見できることがある。この場合，以後の屈折検査や両眼視検査など器具が眼に触れる検査を実施してはならない。そして眼科医にまず報告する必要がある。また，斜視手術の既往があれば，結膜瘢痕から，手術筋を推定することができる。

角膜・強膜・瞳孔・水晶体の視診

　これらを肉眼で，ペンライトで見える程度を予備的に見ておくと，役立つこと

が多い。

　角膜の形状は，たとえば直径について，小角膜ならば，強度遠視やぶどう膜欠損を予想することができるし，大角膜の小児ならば，乳児緑内障を疑い，軽卒に散瞳薬は使えない。形状として，円錐角膜（なかなか正面からではわからないが）が疑えるなら，プラチドー角膜計またはフォトケラトスコープで確かめておくとよい。次に，混濁の有無も以後の視力検査の参考になる。また，角膜混濁や眼振もペンライトで発見できる。

　瞳孔については，その反応，形状を十分に見ておく必要があり，緑内障などの種々の眼疾患，神経眼科的な疾患も予測できるし，内眼手術の既往があれば，虹彩切除などを確かめ，手術内容を知ることもできる。また，瞳孔の白色は，白内障，白色瞳孔疾患などの有無を予測できる。

予備検査から二次検査へ

　問診時に主訴からあらかじめ眼疾患が予想され，さらに予備検査を行うことで，続いての必要な二次検査，そして精密検査と医師からオーダーされる。そこで，それはどのような検査であるか，その準備態勢をどのようにすればよいかも心得ておきたい。その他の主な検査法の一覧は第12章に示している。なお，各眼科検査法のプログラムの詳細は，参考図書（眼科検査法ハンドブック，3版，医学書院）の各検査法のプログラム・フローチャートを参照されたい。

1）視力の二次検査

　本書のp.100「視力検査のプログラム」を参照。

2）屈折・調節の二次検査

　本書のp.131「屈折検査のプログラム」を参照。

3）斜視の二次検査

① **眼位ずれがあれば**：プリズムでずれを中和するプリズム遮閉試験で，眼位ずれを定量することが必要となる。これには，小児では頭を動かさないよう保持したり，固視目標の位置で注意を呼びかけるなどの介助が必要となる。なお斜位の場合は，図9-30のごときマドックス小杆正切尺かツインチャートの十字テストを行うこともある。

② **眼球運動障害があれば**：ヘススクリーン検査などが必要で，時に9方向眼位写真を撮影する。

③ **立体視に問題があれば**：さらに詳細に両眼視機能を検査するため，まず図

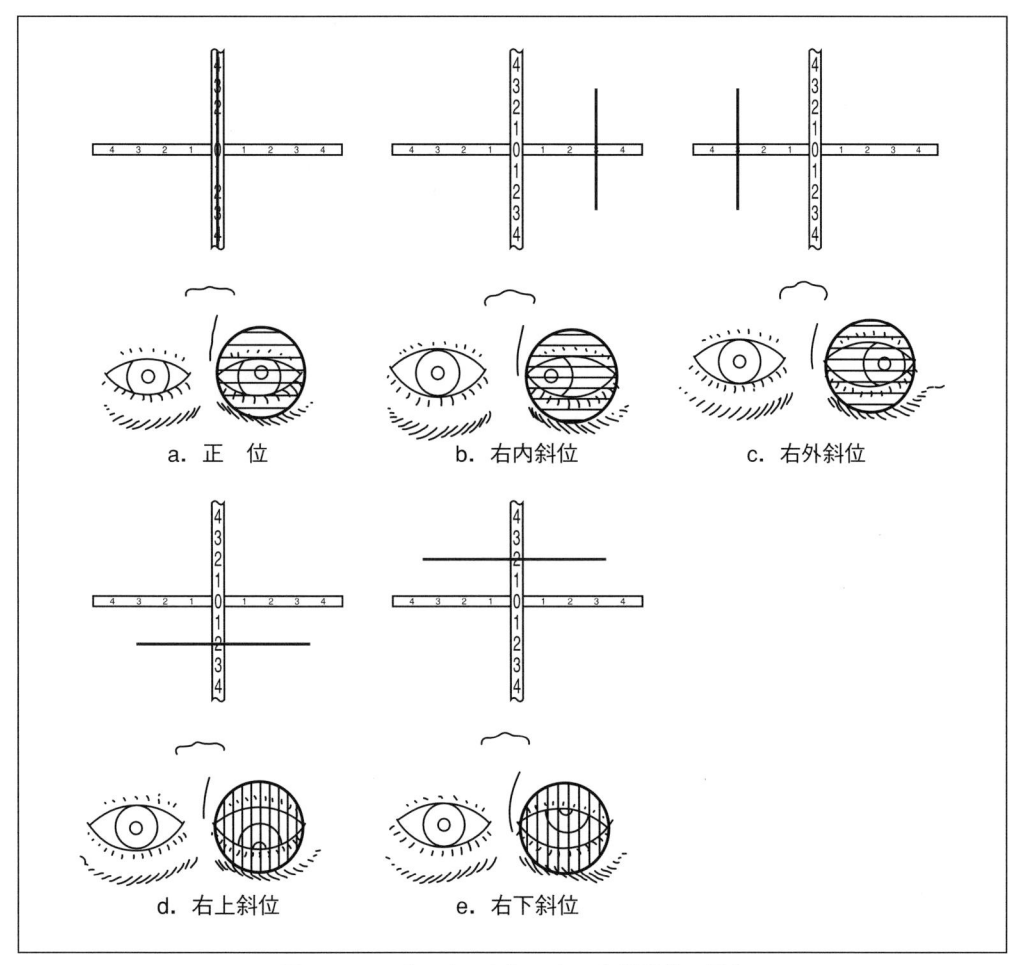

図 9-30　マドックス小杆による各種眼位の反応

9-31 のごとき大型弱視鏡を用いる。

4）眼圧の二次検査

眼圧の確実な検査法として，まずゴールドマン眼圧計の検査が必要になる。

5）色覚異常の疑いが検出されたら

パネル D-15，アノマロスコープ，100 hue テストなどの別種の検査が必要となる。

6）視野異常が疑われたら

a）視野検査の種類

量的視野とは，光に対する感度の集まりである。正常視野の形は図 9-32 のごとき「暗黒の海に浮かぶ視野の島」と表現されている。それを定量的に測定する

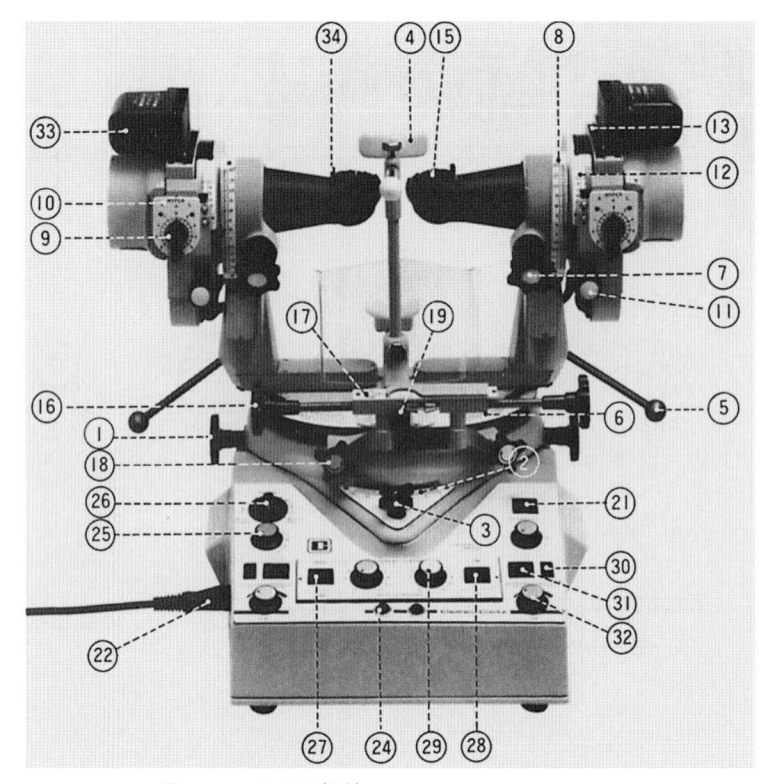

図 9-31　大型弱視鏡（クレメントクラーク社）

器械部

① 瞳孔距離調節ノブ
② 瞳孔間距離目盛り
③ あご台調節ノブ
④ 額当て
⑤ 水平回転ハンドル
⑥ 水平偏位角目盛り
⑦ 上下回転ノブ
⑧ 上下偏位角目盛り
⑨ 視標上下ノブ
⑩ 視標上下量目盛り
⑪ 指標回旋ノブ
⑫ 指標回旋偏位角目盛り
⑬ スライド室
⑭ スライドイジェクター
⑮ 接眼レンズ
⑯ 輻湊開散ノブ
⑰ 輻湊開散目盛り
⑱ 鏡筒固定ノブ
⑲ 中央固定レバー
⑳ 乳白色板回転レバー

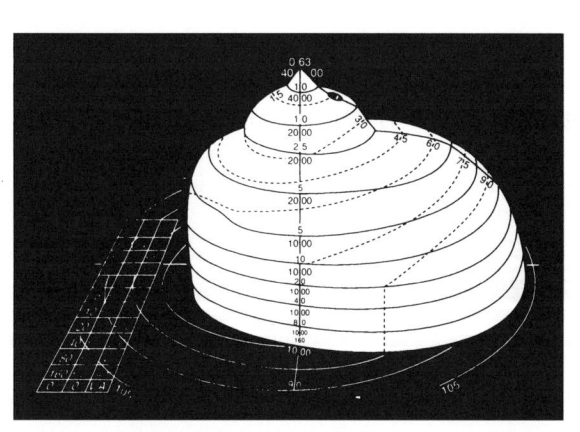

図 9-32　暗黒の海に浮かぶ視野の島（Scott, 1957）

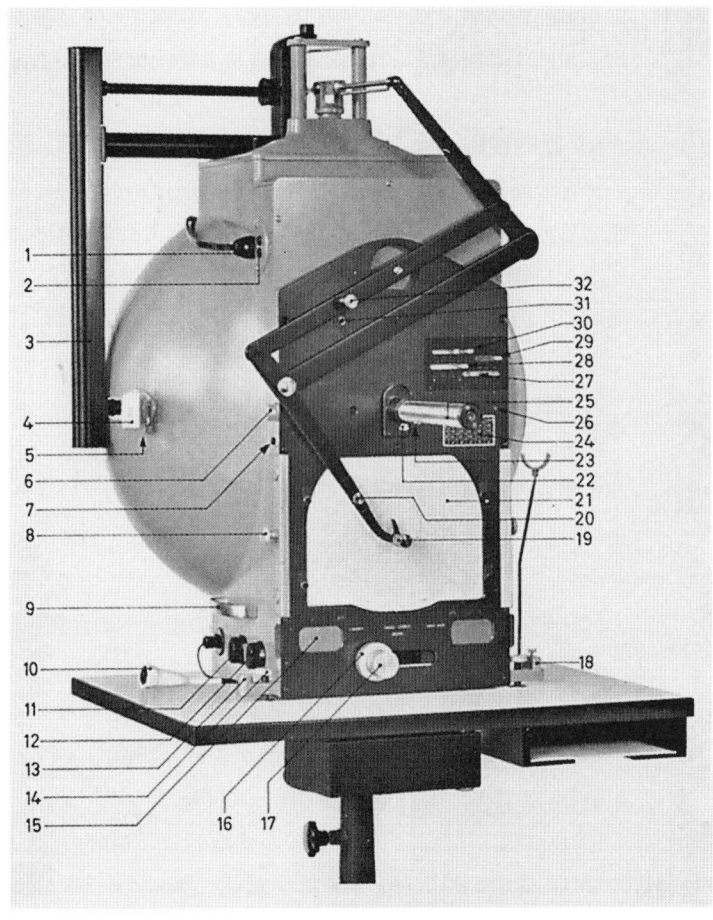

図 9-33　ゴールドマン視野計 940-ST 型

1. 主電球用プラグの差しこみ口
2. 中心暗点測定用プラグの左側の差しこみ口
3. プロジェクター（視標投影光路）
4. ライトメーター（視標輝度測定用）
5. 視標輝度測定と背景輝度測定の切替ハンドル
6. ライトメーター目盛読み取り用照明灯
7. 上記のためのスイッチ
8. 記録用紙固定用ノブ
9. 器械本体移動のときの握り手
10. 患者の応答用ブザー
11. 主電球輝度調整用ノブ
12. 記録用紙照明調節用ノブ
13. アルコール水準器
14. 本体を支持するネジ
15. 記録用紙照明灯の前のシャッター
16. 患者あご台の水平移動用ノブ
17. 患者あご台の垂直移動用ノブ
18. 矯正用レンズ支持台の置場
19. パンタグラフのハンドル
20. パンタグラフ連結部
21. 記録面
22. 固視監視用望遠鏡のしめつけねじ
23. 大固視点に変えるハンドル
24. 940-K 7 型の輝度フィルター組み合わせ表
25. 固視監視用望遠鏡
26. 視標点灯確認のぞき穴
27. 視標面積を変えるレバー
28. 輝度フィルター 940-K 3 を変えるレバー
29. 輝度フィルター 940-ST を変えるレバー
30. 輝度フィルター 940-K 7 を変えるレバー
31. 視標輝度，背景輝度測定時のパンタグラフ固定用ピンの差しこみ口
32. 視標輝度，背景輝度測定時のパンタグラフ固定用ピン

のが量的視野測定で，現在の視野検査はほぼこれを意味する．その中で最も一般的な量的視野検査法には，動的検査法と静的検査法がある．

b）動的視野

一定の面積と明度の視標を，視野内を周辺から中心に向けて移動させ，それを感じる点を求め，同様なことを各方向に行い，同じ感度の点を結んで視野のイソプターを作ったものを動的量的視野という．図9-33のゴールドマン視野計が代表的なものである．

c）静的視野

ほとんどが視標を動かさず，視標の明るさを変えることによって，各測定点を測定するのが静的視野計で，目的に応じた各種のプログラムが用意されている自動視野計で，代表的なものがハンフリー視野計である．

【ゴールドマン視野計検査にあたっての患者への注意】

（1）患者の片眼は眼帯かアイパッチで完全に隠し，しかも眼帯が測定しようとしている目の方まで隠すことのないように注意する．

（2）測定しようとする目の眼瞼が視野に影響していないかを注意する．瞼裂が小さいときなどは，絆創膏で十分に開瞼させる．

（3）近視，遠視，老視などのある場合は，視野の30°以内のイソプターの部分では，患者の屈折力を考えたうえで，適当な矯正を行って測定する．

（4）患者に視野測定のあらましを教え，よく理解させたうえで練習もかねて，まず正常の目（診療上とくに大切でない方の目）から測定し，十分に意味がわかったら異常の目の測定を行うのがよい．患者が長時間の検査に耐える体力がないかもしれないと思われたら，大切な方の目から測定しなければならない．

10 屈折調節検査

A. 屈折検査法

屈折検査のプログラム

　　　　屈折検査には実に多くの種類がある。そこでその検査法を単に羅列したのみでは実用性の低いものになってしまうので，本書では被検者の症状や年齢に応じた検査のそれぞれの標準的なプログラムを考えてみたい。

青少年の屈折異常

　　　　屈折異常が疑われる場合の基本的な手順は，まず他覚的屈折検査を行い，次に自覚的屈折検査で最もよい矯正視力を得ることである。自覚的屈折検査で信頼できる応答を得るのは，小学校高学年以上の年齢である。
　　　小・中・高校生では他覚・自覚検査ともに調節が介入しやすく，近視では強めに，遠視では弱めに屈折値が得られやすいことに注意しておかねばならない。検影法では被検者に遠方視させることに注意すればよいが，レフラクトメーター法，ターレット式自覚検眼器法では，狭い穴からのぞかせるためどうしても調節が介入（器械近視という）するので，最後には必ず雲霧法によって調節をできるだけ除いた屈折値を得るようにしなければならない。屈折値の内の球面度の過・低矯正のチェックには二色テストがあり，他覚的検査で乱視が考えられる場合は自覚的に乱視検査法を十分に実施しておく必要がある。
　　　なお，小・中・高校生に多いといわれる調節けいれんの有無は，調節麻痺前後の屈折検査値を比較することで診断することができる。

眼精疲労と老視

（1）調節性眼精疲労

調節の負担が大きいか，必要な調節力をもっていないかどうかを，使用眼鏡のレンズ度をチェックし，さらに近見視力，調節近点などの調節検査を行う。なお，患者の日常および職業生活にどのように近業（たとえば，机上書類のみか，VDT作業もか）を行っているか，またどの眼鏡をどのように使っているかも大切な情報である。

（2）筋性眼精疲労

斜位や内よせ不全によると考えられる場合は，眼位ずれの検査か輻湊検査が必要で，またレンズのプリズム作用の影響をみるため，眼鏡レンズ度の左右差が大きいか，視線と光学中心のずれが大きいかのチェックも必要となる。

（3）不等像性眼精疲労

眼鏡の左右のレンズ度差による不等像視を，アニサイコニアテストでチェックする。

（4）神経性眼精疲労

心身の健康状態についてと，最近の疲労がどうなのかを，十分に問診しておく必要がある。

小児の屈折異常

小児ことに小学校低学年，就学までの低年齢には，自覚的な屈折検査はとうてい正確な応答が期待できないこともあるので，他覚的屈折検査が主体となる。そしてそこで判明した屈折度を中心に，どれだけの矯正視力を得るかを，レンズ交換法で手早く確かめる。

小児は調節力が強いうえに不安定で，検査中にも常に調節が強く入りやすく，しかも先天性の遠視では相当量が潜伏していることが多いため，他覚的屈折検査でも，常に調節麻痺下で行わないと安定した屈折値を知ることができない。調節麻痺はアトロピン，サイプレジン，ミドリン（これは強さの順）などの点眼によって行われる。

とくに遠視のための調節性内斜視や弱視には完全矯正が必要なので，十分に調節麻痺して他覚的屈折検査をしなければならない。

この他覚的屈折検査は，たとえ調節麻痺下でも小児は視線が安定しないため，他覚的自動屈折検査器（オートレフラクトメーター，以下オートレフと略）でも屈折値を正確にとらえにくいので，検影法によらざるを得ない。検影法を素早く正確に行うトレーニングが必要である。これにはスポットレチノスコープが有利

である。

　6歳までの小児の自覚的屈折検査は，やはり調節の介入を防ぐ必要があるが，この年齢には雲霧法では注意集中時間が短く正確な応答が得られないので，他覚的検査同様に調節麻痺下で実施したほうが安全である。

　小児の乱視検査は自覚的に乱視度，軸の方向を確実に知ることは不可能なので，オフサルモメーター検査で角膜前面の主経線の角度と，強弱主経線の屈折力の差から角膜乱視度を推定し，それを参考にすればよい。これは年長者でも同様である。さらに不正乱視や円錐角膜などには，プラチドー角膜計およびフォトケラトスコープなどや角膜トポグラフィーが使用される。

屈折外来の手順

　オートレフの普及により，眼科外来診療の流れが大きく変革してきた。それは医師の診察の前に，眼科スタッフがまずオートレフで他覚的屈折検査をし，それを基礎に自覚的屈折検査を行うようになってきたからである。

　そこで，筆者はオートレフを予備屈折検査的に取り上げた手順を図10-1のごとくフローチャートにした。

　まず，①眼位・両眼視定性（遮閉試験と近見ステレオテスト），②裸眼・眼鏡視力検査の後，③第一次他覚的屈折検査としてオートレフ検査を行い，続いてその屈折値を参考に，④第一次自覚的屈折検査を行う。ここまでを眼科スタッフが受け持ち，その後眼科医が，⑤眼科一般検査，⑥第二次他覚的屈折検査としてレチノスコピー（検影法）を行い，必要に応じ⑦〜⑩を実施する。⑪第二次自覚的屈折検査を眼科スタッフが実施し，その結果を踏まえ，⑫矯正視力が不良なら精検する。単なる屈折異常とみなせば⑬，⑭で眼鏡かコンタクトレンズによる屈折矯正，最終は屈折矯正下で，⑮眼位・両眼視の検査を行い，その結果で必要なら，⑯修正の後，⑰処方する。

　以上の手順は，今後眼科外来診療の一般的な流れとなるであろう。

10. 屈折調節検査

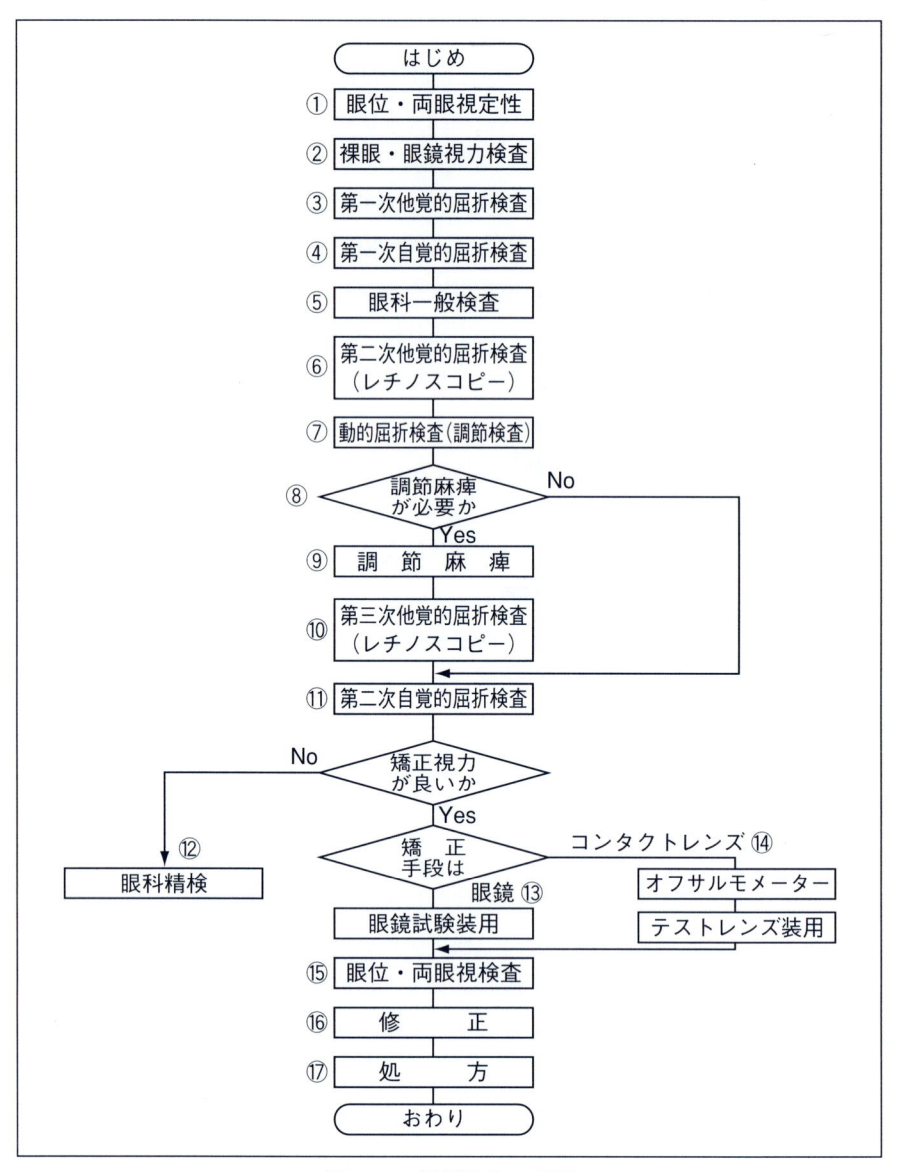

```
          はじめ
    ① 眼位・両眼視定性
    ② 裸眼・眼鏡視力検査
    ③ 第一次他覚的屈折検査
    ④ 第一次自覚的屈折検査
    ⑤ 眼科一般検査
    ⑥ 第二次他覚的屈折検査
       (レチノスコピー)
    ⑦ 動的屈折検査(調節検査)
    ⑧ 調節麻痺が必要か ── No ──┐
            │Yes                │
    ⑨ 調 節 麻 痺                │
    ⑩ 第三次他覚的屈折検査      │
       (レチノスコピー) ←───────┘
    ⑪ 第二次自覚的屈折検査
       矯正視力が良いか
    No ←──┤
           │Yes
    ⑫ 眼科精検    矯正手段は ── コンタクトレンズ ⑭
                     │眼鏡 ⑬    オフサルモメーター
                     │          テストレンズ装用
                  眼鏡試験装用
    ⑮ 眼位・両眼視検査
    ⑯ 修   正
    ⑰ 処   方
          おわり
```

図 10-1　屈折外来の手順

角膜屈折検査法

オフサルモメーター(ケラトメーター)検査法

1) 使用目的と器械

　　角膜前面の曲率半径（屈折力）と主経線の角度を測定する器械で，角膜乱視の

評価，コンタクトレンズのベースカーブの決定および，眼内レンズの度の決定の資料に用いる。

器械は手動型（マニュアル）と自動型（オート）があるが，最近はオート型が広く用いられている。

2）オート型オフサルモメーター（オートケラトメーター）

角膜の中央に投影した光の反射をコンピュータで処理し，角膜前面の強弱主経線方向の曲率半径（屈折力）と角度を算出する器械で，非常に短時間に処理できるため，現在はこのオート型が角膜屈折検査法に多く用いられている。さらに，現在は角膜屈折に加え全屈折が同時に測定できるオートレフケラトメーターが普及し，それが主流となっている。使用法は，オートレフラクトメーターの項に譲る。

角膜トポグラフィー（角膜形状解析装置）

角膜の炎症の後の瘢痕による不正乱視や，円錐角膜で角膜前面が正しい球面になっていない場合，従来は定性的には，同心円を角膜に反射させそれを観察するプラチドー角膜計が用いられてきた。しかし近年は，それに写真撮影装置を付けて角膜の形状を測定・解析する装置が開発され，コンタクトレンズのフィッティングのプログラミングを主目的とした，フォトケラトスコープ（サンコンタクトレンズ社；コンタクトレンズの項参照）が用いられてきた。さらに最近は角膜形状を定量的に測定・解析し，カラー表示する角膜形状解析（角膜トポグラフィー，ビデオケラトグラフィー）装置が開発された。これにより，用途はさらに白内障手術後の角膜乱視の推移観察や，とくに角膜屈折矯正手術前後の評価にも広がってきた。図10-2はその1つの Eye Sys 2000（ニデック社）である。

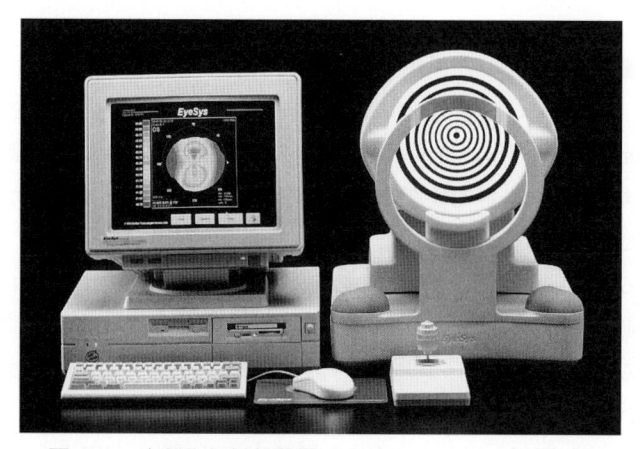

図10-2　角膜形状解析装置（ニデック，Eye Sys 2000）

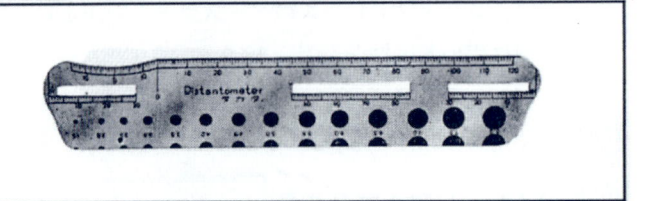

図 10-3　三田式万能距離計

角膜直径測定法

コンタクトレンズの検査のために角膜直径を測定する。簡単には図 10-3 のごとき万能距離計（瞳孔径，瞳孔間距離の測定にも用いられる）を用いる。

また，最近のオートケラトメーターでは，角膜径を測定する器種が多くなっている。

他覚的屈折検査法

検影法（スキアスコピー）

1）平面鏡による方法

■原理と器具

平面鏡で眼底に開散光線を送り，瞳孔を横切るように光を動かしたときにある反帰光の動きを指標として屈折を測定する。検査は暗室内で暗室灯（60〜100 W）を必要とし，反射鏡型平面鏡と板付レンズまたは検眼レンズと試験枠を用いる。

■検査法

被検者の右側か左側に光源を置き，被検者に正面遠方を見させる。検者は 50 cm 離れて向かい合った位置をとる。被検者が検者を見て調節しないように注意する（これを静的検影法という）。次に検者は右手に持った平面鏡で光を反射させて被検者の瞳孔内へ光を送り，平面鏡を左右あるいは上下へゆっくり回転させる。そして検者は平面鏡ののぞき穴から，被検眼の瞳孔内に見える光面と陰影が動く状態を観察する。その動きと影を同行，逆行，中和の 3 つに区別して判定する。図 10-4 のようになる。なお，図はスポットレチノスコープ（ほぼ変わらない動きなので）のものを用いている。

（1）同行：送る光の動きと瞳孔内の光の動きが同方向となる（図 10-4 a）。

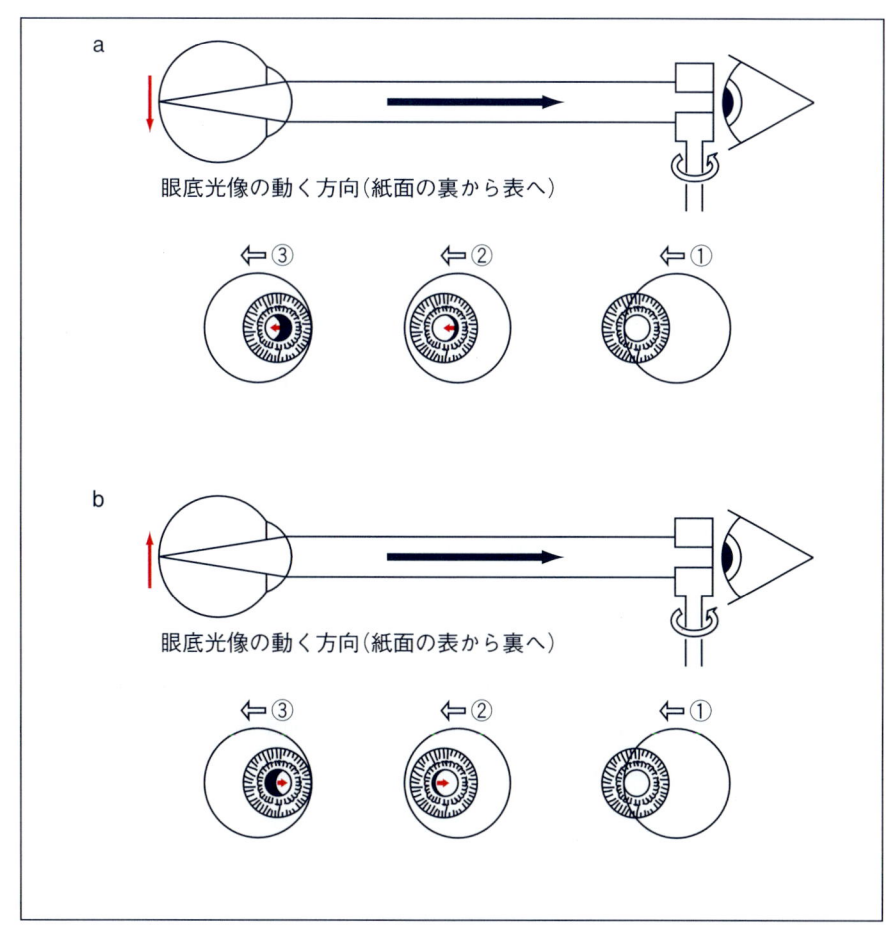

図 10-4 点状検影法（西信による）
a. 同行　　b. 逆行

（2）逆行：送る光の動きと瞳孔内の影行が逆方向となる（図10-4 b）。
（3）中和：送る光をどのように回転しても，瞳孔は明るく輝いたままで光の動きが認められない。

〔例1〕　裸眼に装用するレンズ　　0　　−1.00 D　　−2.00 D　　−3.00 D
　　　　瞳孔内の影行　　　　　　　逆行　　逆行　　　中和　　　同行
　　　　（−2.00 D）＋（−2.00 D）＝−4.00 D の近視

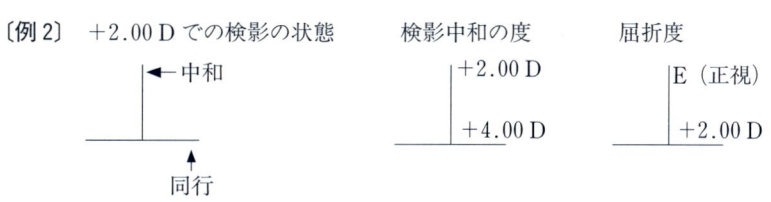

〔例2〕　＋2.00 D での検影の状態　　検影中和の度　　屈折度
　　　　←中和　　　　　　　　　　　+2.00 D　　　　E（正視）
　　　　　　　　　　　　　　　　　　+4.00 D　　　　+2.00 D
　　　　↑同行
　　　（屈折異常：C＋2.00 D AX 90°）

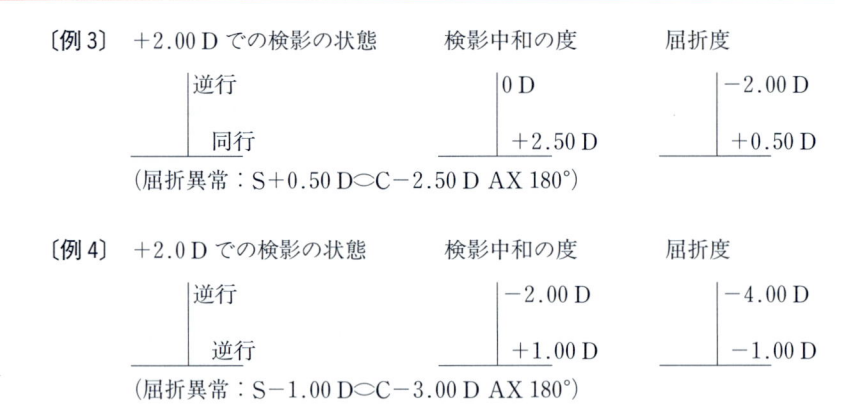

〔例3〕　＋2.00 D での検影の状態　　検影中和の度　　屈折度

逆行	0 D	−2.00 D
同行	＋2.50 D	＋0.50 D

（屈折異常：S＋0.50 D ○ C−2.50 D AX 180°）

〔例4〕　＋2.0 D での検影の状態　　検影中和の度　　屈折度

逆行	−2.00 D	−4.00 D
逆行	＋1.00 D	−1.00 D

（屈折異常：S−1.00 D ○ C−3.00 D AX 180°）

■判定法

　50 cm の距離から光を送っているので，被検眼の前にレンズを装用しないときに中和であれば−2.00 D の近視である。そのままで同行すれば正視，遠視あるいは−2.00 D 未満の近視である。逆行すれば−2.00 D より強い近視である。そこで検眼レンズの凸 2.00 D を装用させ中和すれば正視ということになる。

　屈折の判定は通常，被検眼の前に＋2.00 D のレンズを装用させることから始め，中和したたびに−2.00 D を加え測定経線の屈折力とする。通常は水平と垂直経線について行うが，斜乱視があればその経線とそれに直交する経線についても実施する。

　検査上，常に注意しておくことがいくつかある。被検者に調節麻痺をしていないときには，調節が入らぬよう，検者が視線をさえぎらぬよう配慮する。といってもできるだけ黄斑部から離れないところで検影を行う。調節麻痺をして散瞳しているときは収差があるので，できるだけ瞳孔の中央で検影を行うとよい。また，調節ができるだけ入らない方法として，被検者に凸レンズを装用させる方法もある。

　検査距離の 50 cm は常にメジャーで計測しておいて，確実に 50 cm が習慣となるように訓練しておく。なお，中和点の微妙な影行がわかりにくいときは，検査距離を近づけたり遠ざけたりすると，中和が確認しやすくなる。5 cm 遠ざけたり，近づけたりすると約 0.25 D の差である。

2）レチノスコープによる方法（レチノスコピー）

■原理と器具

　平面鏡による検影法は比較的技術を要しないが，レチノスコープ（検影器）による方法は種々の技巧を用いられるだけに，精度は高くなるがそれだけ技術を要することになる。そのためには，初心者は初めからレチノスコープで習熟したほうがよいと考える。

　レチノスコープにはストリーク（線条）レチノスコープ（図 10-5 a，b）とス

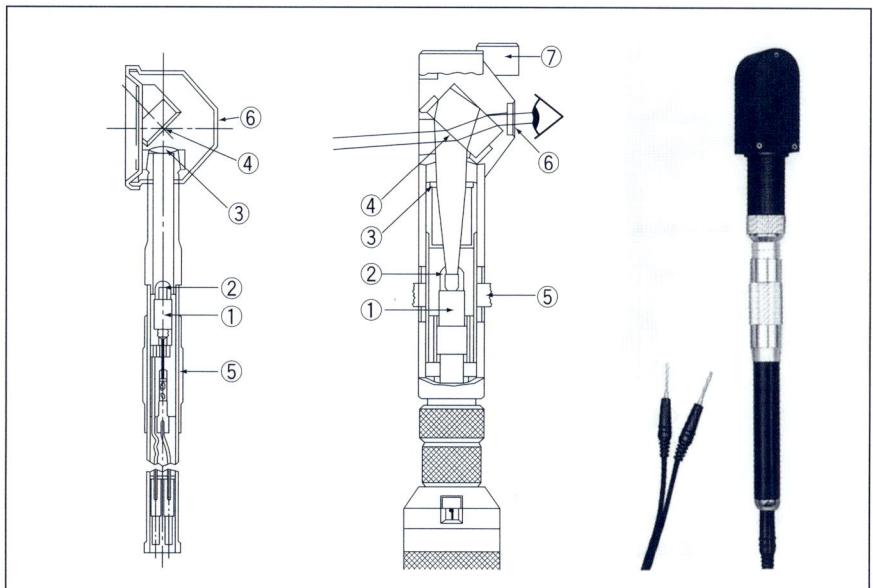

a. ナイツ社（ボシュロム社コープランド型と同型）　b. オプトテクニック社　c. スポットレチノスコープ（ナイツFSR）

① 電球支持部, ② 電球, ③ 集光レンズ, ④ 反射鏡, ⑤ 套管（スリーブ）, ⑥ 観察口, ⑦ 額当て

図10-5　各種のレチノスコープ

ポット（点状）レチノスコープ（図10-5 c）があるが，本項ではストリークレチノスコープについて述べる。なお，スポットレチノスコープの判定は平面鏡と同じに考えてよい。

　レチノスコープ内に光源が内蔵されており，帯状光線によって検影法を行う。そのため平面鏡を使う方法に比して明るさが強く，小瞳孔や透光体の混濁があっても検査しやすい。そして同行と逆行がわかりやすい利点もある。さらに套管（スリーブ）を上下させることによって光線の幅を変え，開散光線，平行光線，収束光線に切り換えられるし，套管を回すことにより光線条の経線を変えることができる。器械は非常に多く，ナイツ，梶浦式，ニコンのほか，ツァイス社，オプトテクニック社，ローデンストック社，ウェルチアレン社，ボシュロム社，アメリカンオプチカル社のものなどがある。

　メーカーによって套管の上下による開散→収束，収束→開散のシステムが種々ある。またナイツFSRのスポットレチノスコープ（図10-5 c）は，スポットの直径が被検眼の上で3 cmとなり，小児に使いやすい。

■**検査法**

　最初は開散光線（50 cm）で検影法を実施する。まず帯状反射を見る。近視性であると経線上の反射の幅が広く境界がぼんやりしているが，遠視性であると狭

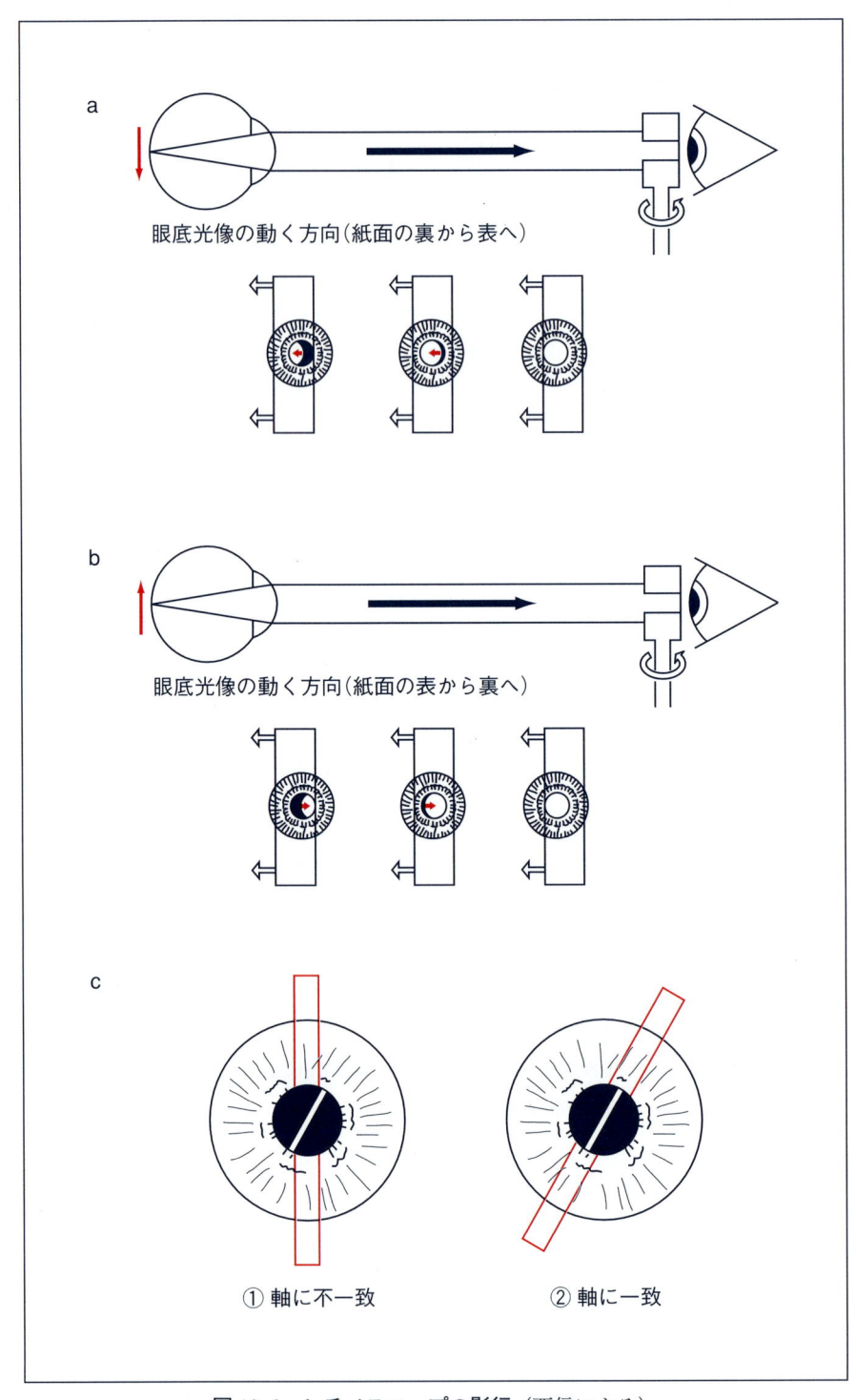

図 10-6 レチノスコープの影行（西信による）
a. 同行　b. 逆行　c. スリーブの回転と主経線（乱視軸）の決定

① 軸に不一致　② 軸に一致

く反射が見える。線条を動かすと，図10-6aは同行の動き，図10-6bは逆行の状態である。中和の状態では線条を動かしても反射は動かない。水平経線の検影が終わったら，套管を回して線条を90°回転させて垂直経線の検影を実施する。

ストリークレチノスコープは乱視，ことに斜乱視の検出に有利である。図10-6cの①のごとく主経線と線条が一致しない場合，帯状反射と細くした線条とは一致しないし境界もはっきりしない。そこで線条を回転させ②のようにすれば主経線の方向を知ることができる。そのとき線条の幅をかなり細くし，検眼に用いる試験枠かターレット式自覚検眼器の乱視軸度表示盤の上に，その細い線条が当たるようにすると，主経線の角度を知ることができる。

レチノスコープ検査法にはほかに被検者に眼前の視標を見させる動的検影法があり，調節検査として有用である。レチノスコープには多くの器種があるが，それぞれ少しずつ特徴が違うので，同一器種に十分熟練すべきである。なお，最近はオートレフが普及しているが，小児患者が増えている現在，本検査法は習熟したい。

オートレフラクトメーター検査法

現在，マニュアルレフラクトメーターは全く使われていないと考えられる。しかも角膜曲率測定もできるオートレフケラトメーターが非常に普及しているので，本項ではそれを取り上げることとする。

1) 原理と器械

オートレフの測定原理は結像式，合致式のほかに検影式がある。

本項では図10-7のオートレフケラトメーターRK-5（キャノン）について説明する。

2) 使用法

準備として，電源を入れ，⑤ステージロックつまみを回して，ロックを解除し，角膜頂点距離を選択（一般には12mm）する。角膜→眼屈折連続測定には，まず［MODE］スイッチを押してK→Rモードにする。次いで被検者を座らせ，額当てとあご受けに顔を固定し，［CHIN REST］スイッチを押して，被検眼の高さを②に合わせ，⑨操作杆を回して③を被検眼の高さに合わせる。次に⑨を持ってステージをスライドさせ，④モニターに被検者の右眼を映しだす。そして被検者に固視標を注視させ，画面上のアライメントリングとマイヤー像（円形光源のプルキンエ第1像）が同心円状になるよう⑨操作杆を左右に傾け，回して位置を合わせる。次に⑨操作杆を前後に傾けて，マイヤー像が鮮明に見えるようピントを合わせ，測定する。この測定は必要に応じて繰り返し行う。各眼10回

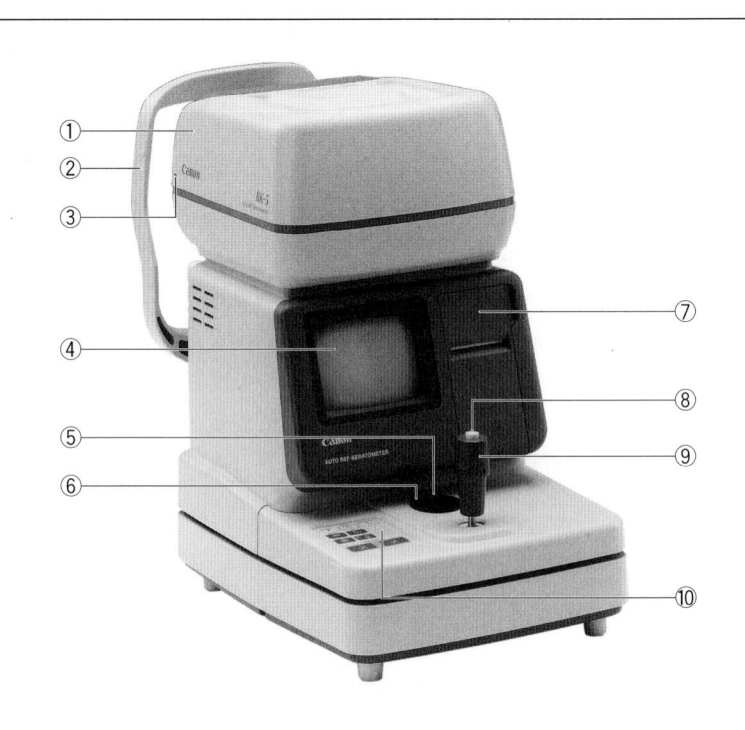

① 測定ヘッド
測定を行う部分
② 高さ合わせマーク（顔受け側）
あご受けを上下して，被検眼の高さをこのマークに合わせる
③ 高さ合わせマーク（本体側）
測定ヘッドの高さを被検眼の高さに合わせる際の目安
④ モニター
測定画面および各種の設定画面を表示する
⑤ ステージロックつまみ
ステージを簡易的に固定する
⑥ ジョグダイヤル
各種の設定の変更をする
⑦ プリンター
測定データをプリントする
⑧ 測定ボタン
測定をする
⑨ 操作杆（かん）
操作杆を傾けて前後左右，回して上下の位置合わせを行う
⑩ 操作パネル

図10-7　オートレフケラトメーター（キヤノン，RK-5）

までの最新の測定値が記憶され，3回以上測定すると標準値が計算される．次に左眼の測定をしてプリントアウトする．

　本器は，モードを変えて眼屈折単独の測定，角膜中心形状測定，角膜周辺形状測定，コンタクトレンズベースカーブ測定，角膜径測定，瞳孔間距離測定ができる．

　注意点として，現状のほとんどのオートレフラクトメーターは，測定時に雲霧

下で測定できるとしているが，雲霧効果は被検者により，器械により不安定であることを承知しておく必要がある。

特殊なレフラクトメーターとしては，小型で手に持って測定できるオートレフがある。図10-8がレチノマックス（ニコン）である。またオートケラトの機能ももったレチノマックスK-プラスがある。また，3歳児健康診査の屈折集検を行うことのできるフォトレフラクターのPR 2000（トプコン）が開発されている。

検眼レンズ交換法

■原理と器具

レンズ交換法は，まず他覚的屈折検査値を基礎として実施することが原則である。

検眼レンズを用い最良の視力を得る矯正視力検査を行い，その矯正レンズの屈折力から眼の屈折度を知る方法で，検眼レンズセット（図10-9）に視力表（乱視表，二色視標付き），眼鏡試験枠を用いる検眼ユニットが必要である。検眼レンズセットは球面凸凹の2枚対の各段階のレンズに，円柱凸凹レンズ，プリズムレンズ，カラーレンズ，遮閉板，小孔板，裂孔板が組み合わされセットとなっている。レンズは従来，片平，等側レンズが主であったが，最近はメニスカスレンズが広く用いられるようになってきた。このほうが実用の眼鏡レンズに近いのでよい。なお，レンズの縁は金属からプラスチックに変わりつつある。また，特殊なレンズセットとして，多焦点レンズセット（二重焦点，累進多焦点），円柱＋

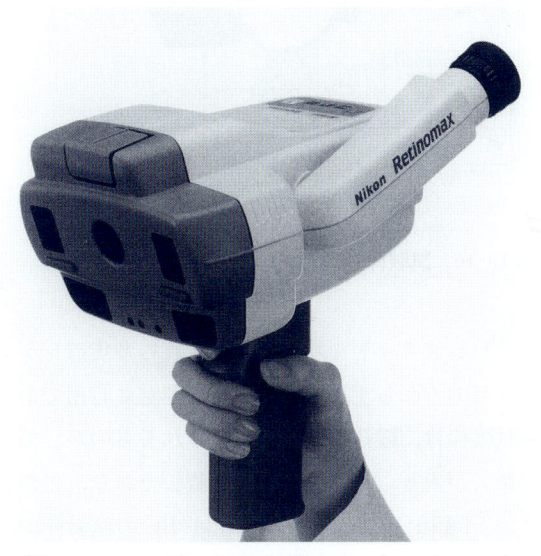

図10-8　ハンディレフ レチノマックス（ニコン）

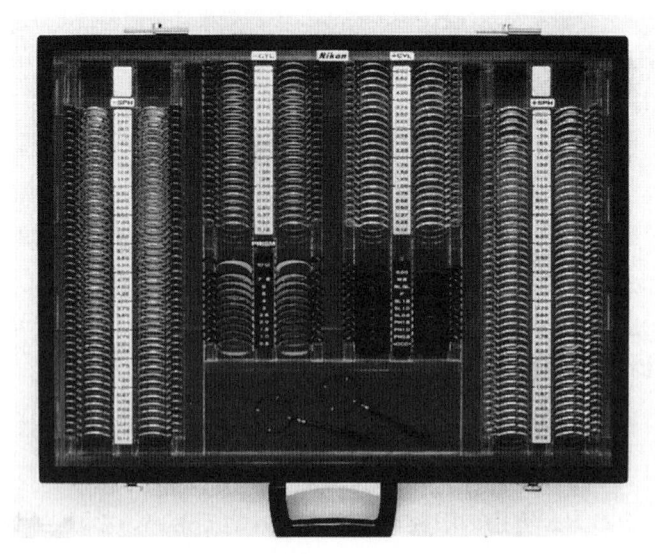

図10-9　検眼レンズセット（ニコンS-1セット）
メニスカス，球面±各46対，円柱±各23対，プリズム11対，その他22枚

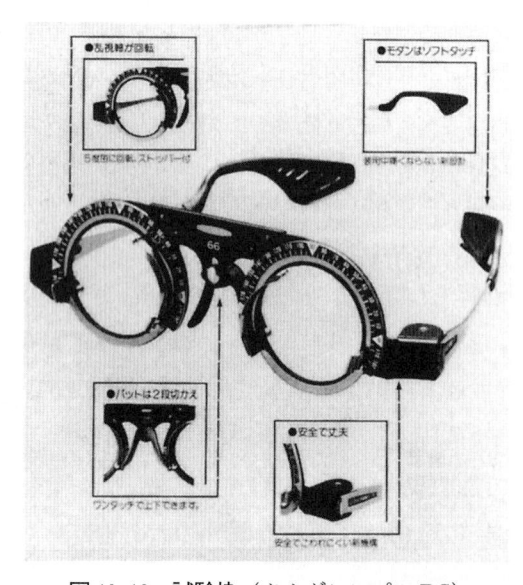

図10-10　試験枠（タカダシンプルBC）

　球面複合レンズセットなどがある。これら多焦点レンズセットと複合レンズセットは検査時のみならず，試験装用には非常に有用である。

　眼鏡試験枠は，瞳孔間距離を変えられるものか，種々の瞳孔間距離のもので，円柱レンズが入り，その軸角度を記載しており，軸が自由に枠内で回転できるものがよい。図10-10はタカダシンプルBCの試験枠で，テンプルエンドのフィットがよく，乱視軸が回転し，鼻パッドの高さが2段切り替えになっており，便利

である。なお，小児用には軽くてずり落ちにくいものが望まれる。

〔例〕

球面レンズ	視力値（1）	（2）	（3）
+3.00	0.3*		
+2.50	0.4		
+2.00	0.5		
+1.50	0.7	0.6*	
+1.00	0.9	0.7	
+0.75	1.0	0.8	
+0.50	1.2**	1.0	0.2*
+0.25	1.2	1.0	0.3
0	1.2***	1.2**	0.4
−0.25	1.2	1.2	0.7
−0.50	1.2	1.2***	0.7
−0.75	1.0	1.2	0.9
−1.00	0.8	1.0	1.0
−1.50		0.8	1.2**
−2.00			1.2
−2.50			1.2
−3.00			1.2***

*スタート　　**最良の視力を得る最も凸寄りのレンズ
***ストップ

（1）RV＝1.2（1.2×S＋0.50 D）軽度遠視
（2）RV＝1.2（n.c，矯正不能）正視
（3）RV＝0.4（1.2×S−1.50 D）軽度近視

■検査法

　とくに調節麻痺をしていないときは，原則的に 1〜2 D 凸寄りのレンズの値から検査を始め，順に凹寄りのレンズを入れていき，最良視力を得る最凸側の値をとればよい。屈折度はあらかじめ他覚的屈折検査で知っているはずである。判定は上記のごとくすればよい。

　また，以下のことに注意する。裸眼視力がよい場合も必ず軽い凸レンズから始めること，角膜頂点レンズ間距離を 12 mm に正しく保つこと，常にレンズの光学中心から見るようにさせること，小児では注意集中時間が短いのでレンズ交換を最小限に決定すること，小児では遮閉板では他眼からのぞかれるおそれがあり，アイパッチを用いるほうがよい。

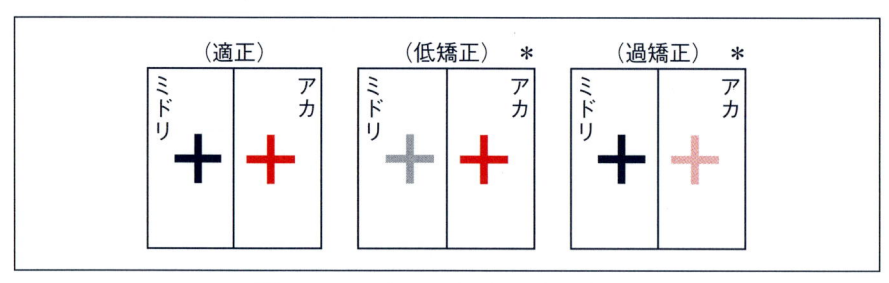

図 10-11　二色テスト（＊近視の場合）

1）雲霧法

調節緩解措置として雲霧法と調節麻痺薬点眼がある。ここでは雲霧法について述べる。

1眼を遮閉すると調節がおこりやすいので，原則として両眼視下で行う。両眼に他覚的屈折値より＋1.50〜＋2.00 D 凸寄りのレンズを加え，しばらく視力 0.1 前後の霧視状態から出発する。1眼ずつ順次凸寄りから凹寄りにし，凹レンズも弱度から強度へと変えて重ねていき，両眼開放下で最良の視力を得るレンズを各眼ごとに決める。この間，他眼は遮閉しないで雲霧状態にしたままである。

2）二色テスト

自覚的屈折検査の最後の球面度決定に用いる方法で，赤と緑の背地に黒図型の書かれた赤緑視標を用いる，眼の色収差の原理を応用したものである。赤色光の波長は長く，波長の短い緑色光より後方に焦点を結ぶ。そしてその中間の黄色光を網膜にもってくればよい。図 10-11 のとおりである。

方法は，すでに検査された矯正レンズを装用させて 5 m の位置から赤緑視標を見せ，どちらの図型がはっきり見えるか聞き，どちらも同じように明瞭に見えたらその矯正レンズは左右とも適正，赤地の図型が明瞭と答えたらレンズを凹側へ寄せ，緑地の図型が明瞭と答えたらレンズを凸側へ寄せる。

ターレット式自覚検眼器法

■原理と器具

眼鏡試験枠で検眼レンズを交換する手間を省き，各種のツマミで被検者に種々のレンズを装用できるようにしたものである。わが国の眼科ではあまり用いられていないが，欧米のオプトメトリストに広く用いられている。

本器はレフラクトメーター，投影式視力表などを組み合わせて，1つのユニットとして用いられることが多い。

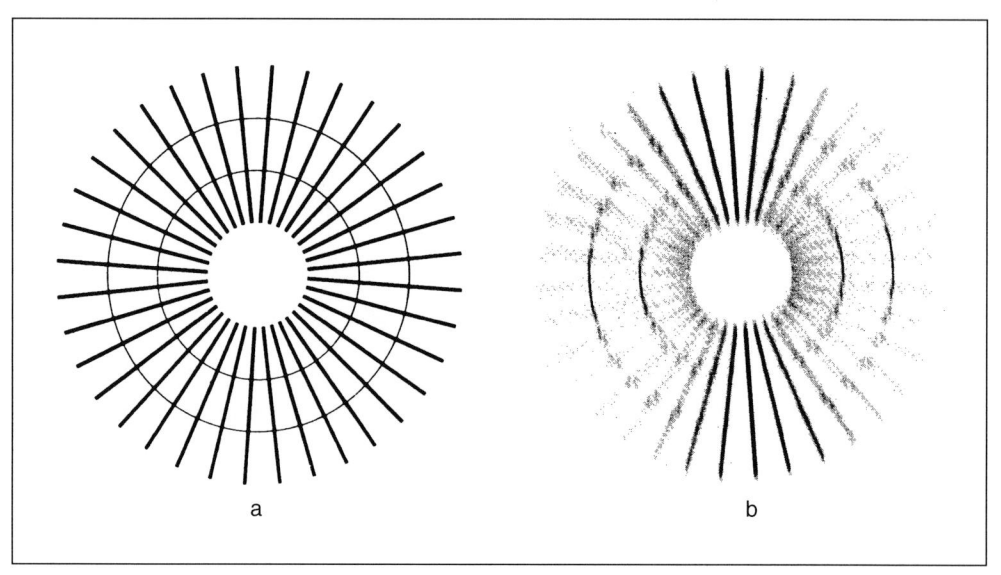

図10-12 放射線乱視表の見え方
a. 放射線乱視表
b. 乱視の人が見た放射線乱視表で，ボケている方向，すなわち，180°方向に凹円柱レンズの軸を入れることにより矯正できる。

乱視検査法

1）乱視表検査法

乱視表は図10-12のように，一般的には放射状の線で構成されている。検査に先立って他覚的屈折検査で得た乱視度の1/2（さらに0.50～1.00 D凸側にすることもある）を，球面度検査の値より凸寄りに雲霧して乱視表を見せる。このときの網膜の位置は，後焦線か少し後ろとなる。

〔例〕 最良視力球面レンズ（最も凸寄り）　−3.00 D
　　　 他覚的検査による乱視度　　　　　　−2.00 D
　　　 雲霧量　　　　　　　　　　　　　　+1.00 D（または+1.50 D）
　　　 乱視表検査に用いる球面レンズ　　　−2.00 D（または−1.50 D）

乱視表は図10-12bのごとく，濃淡が出れば乱視があり，最も明瞭に見える方向が強主経線の方向で，それと直角の方角が矯正凹円柱レンズの軸（乱視表を用いるときは常に凹円柱で矯正する）となる。その軸に種々の度の円柱レンズを入れ，放射線が一様に見える円柱レンズが求める乱視度である。

乱視表として特殊なものに，ラウビチェック型回転式乱視表を用いる方法がある。図10-13のごとくで球面を雲霧矯正しておき，この図型を回転させて見せ，すべて一様に見えれば乱視はない。放物線に影が出れば乱視があり，回転に応じ

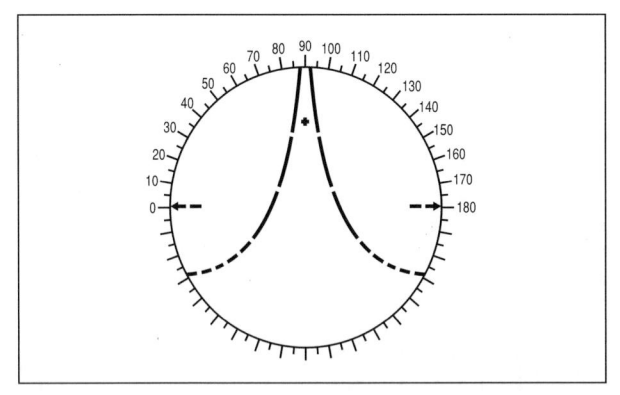

図 10-13　ラウビチェック型回転式乱視表（放物線図形）
目盛りは乱視軸の角度目盛りを裏返した形式で記載されてある。

てどちらかの線が薄れたり，長くはっきり見えたりする。そして 2 本の曲線が同じ長さになったとき，曲線最先端部と直角の方向が矯正凹円柱レンズの軸である。その軸に種々の度の円柱レンズを入れて乱視度を決定する。

2）クロスシリンダー法

　レンズの一面が凹円柱面，他の面が凸円柱面で，両者の D の絶対値が等しく，円柱軸は直交している。±0.25 D，±0.50 D，±0.75 D などがよく使われる。検査の際の球面度は，球面屈折異常の結果，最良視力を得た球面度を装用させる。この場合の網膜の位置は最小錯乱円となる。

　乱視の検出は図 10-14 のように眼前にクロスシリンダーを置き，レンズをすばやく裏返して図の（1）のとおり 90°⇌180° と変えたときと，（2）のように 45°⇌135° と変えたときの見え方を比較させる。裏返しの前後に視力の差を認めなければ乱視がない。乱視があれば，視力がよいと答えたときのクロスシリンダーの同名軸付近に乱視の軸があるので，仮矯正円柱レンズを装用させ，図 10-14 b のとおりその円柱レンズの軸の両側の 45° 位置にクロスシリンダーを重ね裏返し検査を行う。前後の見え方に差がなければその仮レンズの軸は正しい。見え方が異なれば 5° ぐらいずつ軸を変えて検査を反復して軸を決定する。乱視度は軸の決まった仮矯正レンズの軸上に，図 10-14 c のように弱度クロスシリンダーを重ね裏返し検査を行う。どの場合も等しく見えれば仮レンズの度は正しいが，もし異なれば仮矯正レンズの度を変えていき，最終乱視度を決定する。

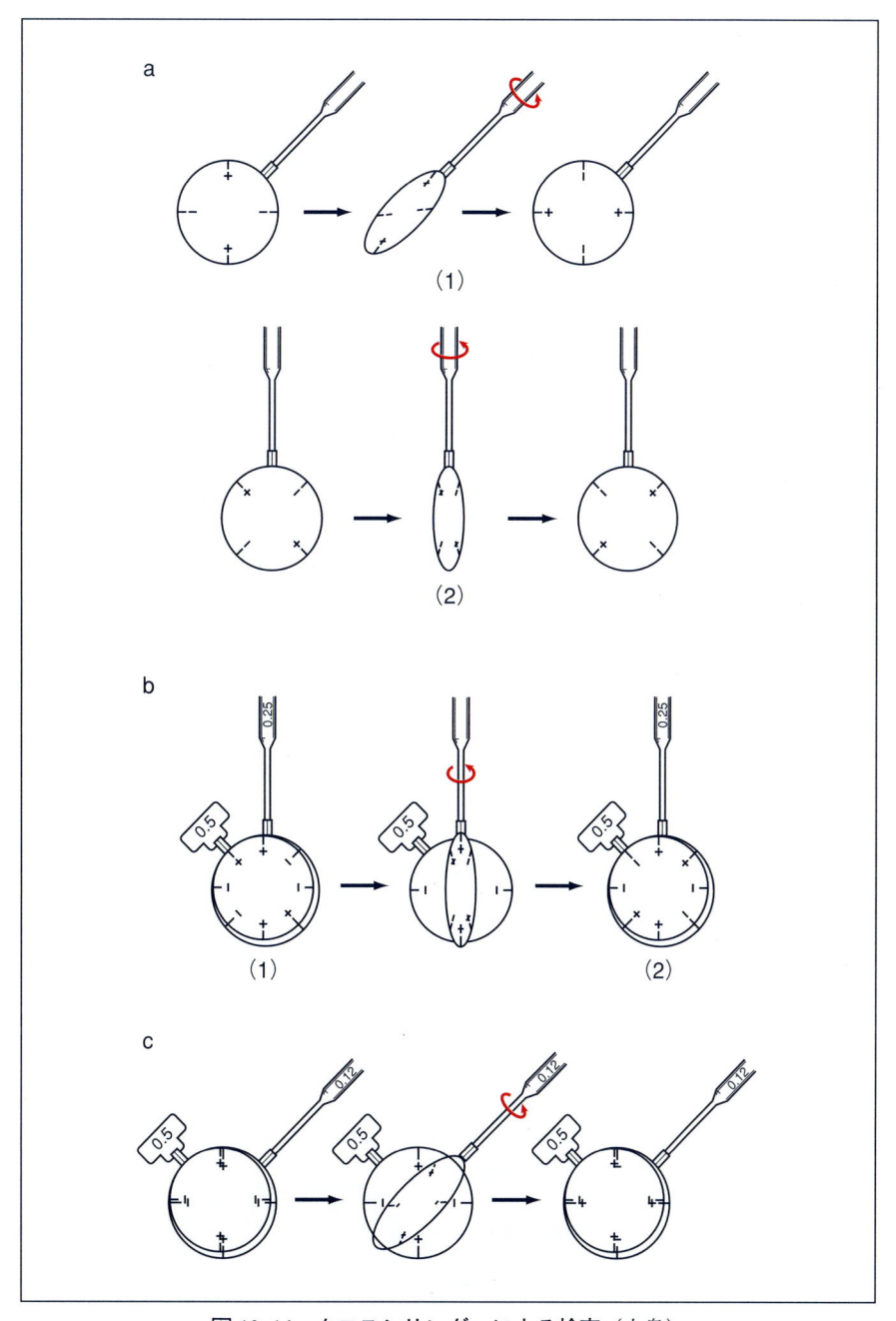

図10-14 クロスシリンダーによる検査（大島）
　　a. 第1段階―乱視の検出
　　b. 第2段階―乱視軸の決定
　　c. 第3段階―乱視の決定

B. 調節検査法

調節近点検査

　眼前に近距離視力表を徐々に近づけ明視し得る最短距離を測定する方法である。近距離視力表を検者が手に持って近づけていく簡単な方法でもよいが，最も一般的には図 10-15 のごとき石原式近点計（半田屋）を用いる。なお，視標の移動をモーターで行う機種（コーワ・アコモドシリーズ）もある。

　検査法は被検者の顔をあご台と額当てで固定し，あご台を上下し眼が試験枠の中央にくるように調整する。角膜反射ミラーに被検者の角膜側面が映るので，観察部を上からのぞきながら移動式メジャーを動かし，その 0 点を角膜頂点に一致させる。

　検査は試験枠に遮閉板を入れて片眼ずつ検査する。視標は被検者がかろうじて読みうるか少し大きめの視標を用い，ハンドルを回して遠くから眼前にゆっくり近づけ，かろうじて読みうる最短距離をメジャーで読む。それが調節近点距離（cm）である。調節近点距離を a cm とすれば $\frac{100}{a}=P$ が近点での屈折度で，遠点での屈折度 R はあらかじめ 5 m での屈折検査で求められてあるので，調節力は〔A＝P－R〕で表される。

　正視では，遠点は無限大で，R＝0 であるので，A＝P となる。たとえば，近点 8 cm ならば，A＝$\frac{100}{8}$＝12.5D である。

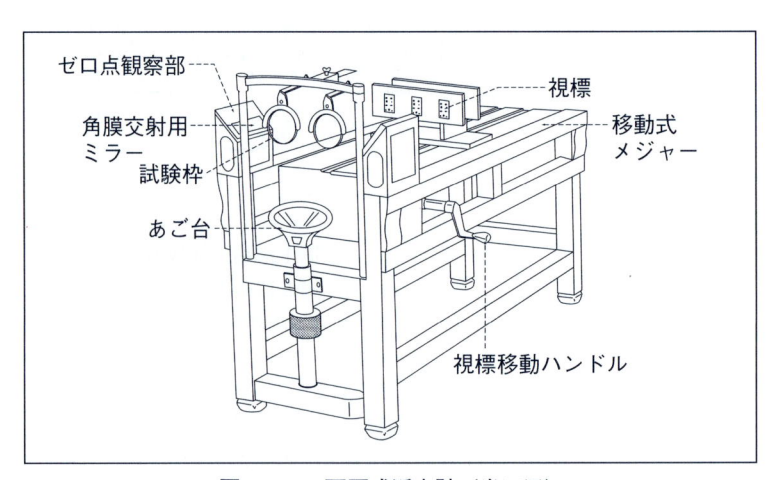

図 10-15　石原式近点計（半田屋）

近視ではその遠点が有限大前方にあるため同じ近点でも調節力は小さく，遠視は遠点の眼の後方にあるので，同じ近点では調節力は大きいことになる。

調節点が遠すぎて，近点計のメジャー以内では明視できない場合は，試験枠に近点が 25〜30 cm にくるような凸レンズを装入して検査をし，後でそのレンズ度を差し引く。

連続（反復）近点検査

調節衰弱は単に調節近点を測定するのみでは明らかにならないので，連続（反復）近点検査を行う必要がある。そのためには図 10-16 のごときアコモドポリレコーダー HS-9 G（コーワ）が用いられる。これは 10 回近点を測定し，結果をグラフと表で示すことができる。また本器は測定された近点と遠点の距離間で，調節緊張時間（遠点から近点まで調節するのに要する時間）と弛緩時間（近点から遠点まで見るのに要する時間）を測定できる。ともにおよその正常時間は 0.5〜1.0 秒である。なお，連続近点は KOWA NP アコモドメーター（コーワ）でも測定できるし，両器とも視標が自動的に動き標準的な調節近点検査が可能である。

また，前方の視標が近づいてきたり遠ざかるのに，調節がどのようについてくるかの調節の準静的特性を，オートレフで内部の視標までの距離を変えられる調節精密測定装置（ニデック，アコモドメーター AA-2000）があるが，まだ日常診療には用いられていない。

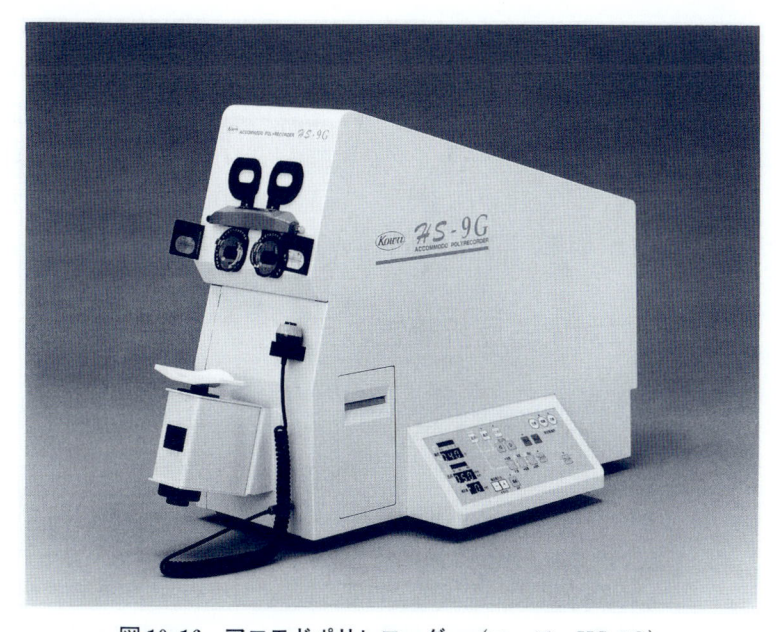

図 10-16　アコモドポリレコーダー（コーワ，HS-9G）

11 眼鏡とコンタクトレンズ

A. 眼鏡

屈折矯正の目的

光学的な屈折矯正の目的

　光学的屈折矯正とは，レンズ（眼鏡，コンタクトレンズ，眼内レンズ）を用いて，正視眼と同じ屈折状態に矯正することである。しかし，実際の生きた眼では，それぞれの人の調節，眼位，輻湊，両眼視機能，不同視による不等像視などに対し医学的な配慮をした，生理的矯正をしなければならない。なお，この3つのレンズの根本的な違いは，眼鏡レンズは眼前12 mmに置き（頂点間距離という），コンタクトレンズは角膜に接着し（頂点間距離がほぼ0 mmとなる），眼内レンズは眼内（主として水晶体嚢内）に置かれることである。この屈折矯正は，対象の年齢と屈折異常の種類によっても目的は異なる。

幼小児に対する屈折矯正の目的

　小児の視覚は生まれて間もなくから，毎日が物を見る学習（視的学習という）である。そしておよそ6歳で視力と両眼視機能が完成する。その未熟な視覚の期間に，学習を損なうような悪い条件があれば，視力や両眼視機能は未発達のままになる。この視的学習の条件としては，①眼内に適切なパターン刺激が入る，②両眼の網膜黄斑部中心窩に，同時に目標物体の映像が投影される，③その物体の映像が正しく網膜に結像していること，が重要である。

具体的には，両眼にある程度以上の強い遠視か乱視があれば，視力の発達が遅れ両眼の屈折（異常）性弱視となり，矯正視力は不良である。また片眼の遠視度や乱視度がとくに強い不同視の場合は，不同視弱視となり，やはり矯正視力は不良である。そこで，このような弱視（医学的）の原因となった屈折異常に対する屈折矯正は，網膜に結像させ，視覚発達の光学的条件を整えることが最大の目的である。したがって，すでに視覚発達が終わった後に発生した6歳以後の屈折異常が，即座に良い矯正視力が得られるのに対し，この場合は即座に良い矯正視力が得られなくとも，まず発達の条件を整えることが大切である。

また，両眼の中等度以上の遠視によりおこりやすい調節性（屈折性）内斜視は，その遠視の屈折矯正を行うことで眼位を矯正し，両眼視機能の発達の条件を整えることが屈折矯正の目的となる。

児童・生徒に対する屈折矯正の目的

これは，学校や日常生活に役立つように屈折矯正することが目的である。ことに学習能率の障害となるような屈折異常が対象となる。まず黒板に書かれた文字（板書という）を読むには，良好な遠見視力が必要である。教室の一番前列でも0.3の，一番後列では0.5〜0.6の遠見視力が必要とされている。さらに，ある程度以上の遠視は調節負担から近見に困難があるし，ある程度以上の乱視は文字学習に抵抗がある。このような抵抗を除くために屈折矯正が必要である。

成人に対する屈折矯正の目的

成人では，社会生活や職業上の必要から屈折矯正が必要となる。運転免許が最も端的な例で，大型免許ならば両眼で0.8以上，一眼で0.5以上の視力が，普通免許ならば両眼で0.7以上，一眼で0.3以上の視力が必要である。その条件を満たすように屈折矯正しなければならない。

そのほか，職業上一定の視力を要求されるものに，鉄道運転，航空機操縦，自衛官，警察官，消防士などの公的職業がある。また一般の人の日常生活でも，テレビ視聴，ゴルフなどがあげられる。なおこれらは良い遠見視力が要求されるのに対し，室内作業でも過酷に眼を使う仕事として最近注目されている，コンピュータ端末を扱うVDT作業（ビジュアル・ディスプレイ・ターミナル）には，遠見視力のみでなく，画面を見るのに適した屈折矯正をしなければならない。

屈折矯正のプログラム

視覚発達を促すための屈折矯正

　この場合は，原則的には完全矯正をしなければならない。屈折（異常）性弱視や不同視弱視は，調節麻痺下の屈折検査で得た屈折値の完全矯正が必要である。また，調節性（屈折性）内斜視には，強い調節麻痺で得た屈折値の完全矯正が必要である。さらに近見で，とくに内よせ過剰がでるような型の内斜視には，近用部にさらに凸レンズ度を加えた遠近両用レンズの処方を勧めることがある。

学習能率向上のための屈折矯正

　児童・生徒の眼鏡の要否を決定するための条件をまとめたものが，図11-1のフローチャートである。まず乱視の点から考えると1.5D以上は眼鏡を必要とする。1.5D未満では遠視か近視かを考慮する。遠視ならば＋2.0D以上は眼鏡を必要とし，＋2.0D未満でもとくに近見学習に不自由ならば，やはり眼鏡を必要とする。近視の場合は－1.0D以上は眼鏡が必要で，－1.0D未満でも遠見視力が0.7未満ならやはり眼鏡が必要となる。なおこれらは一応の基準で，患児の学年や自覚症状などで変わってくる。

社会生活向上と眼精疲労を配慮した屈折矯正

1）近視系屈折異常

　各種の免許は良い遠見視力を要求しており，できるだけ完全矯正に近づける。しかし中高年の屈折矯正には，常に調節の要素を考慮しなければならない。たとえば室内の業務を考えたとき，1mで人と体面するには1Dの調節を必要とする。コンピュータ画面は50cmで2Dの調節が，机上の書類は1/3mで3Dの調節が必要となる。したがって年齢によっては，室外用と室内用とを使い分ける必要もでてくる。室内用は近視では低矯正が望ましい。

2）遠視系屈折異常

　若年者では調節力が十分あり自覚症状を訴えないが，老視年代では潜伏していた遠視が現れたり，また乱視がおこったりすることが多く，日常用に（ことに室内では）眼鏡が必要となることがある。この場合は完全矯正か，やや凸よりの矯正がよい。

3）乱　視

原則的には完全矯正であるが，最初は視野のゆがみが生じることもあるので，弱い度から徐々に慣らす必要がある。

4）不同視

両眼のそれぞれの視力と両眼視から考えて，それぞれの度の完全矯正が望ましいが，不等像性眼精疲労や筋性眼精疲労をおこしやすい。成人では一般的には左右差が2D以内の矯正にとどめるのがよいとされている。それ以上の矯正にはコンタクトレンズを用いる。

5）老　視

近見のみにはその作業距離に応じた単焦点眼鏡を用いるが，それ以外の目標物を見るためには，いちいち眼鏡をかけ替えるのが煩わしいので，遠近両用として多焦点眼鏡（4章参照）が使われている。ことに最近は境目のない累進多焦点レ

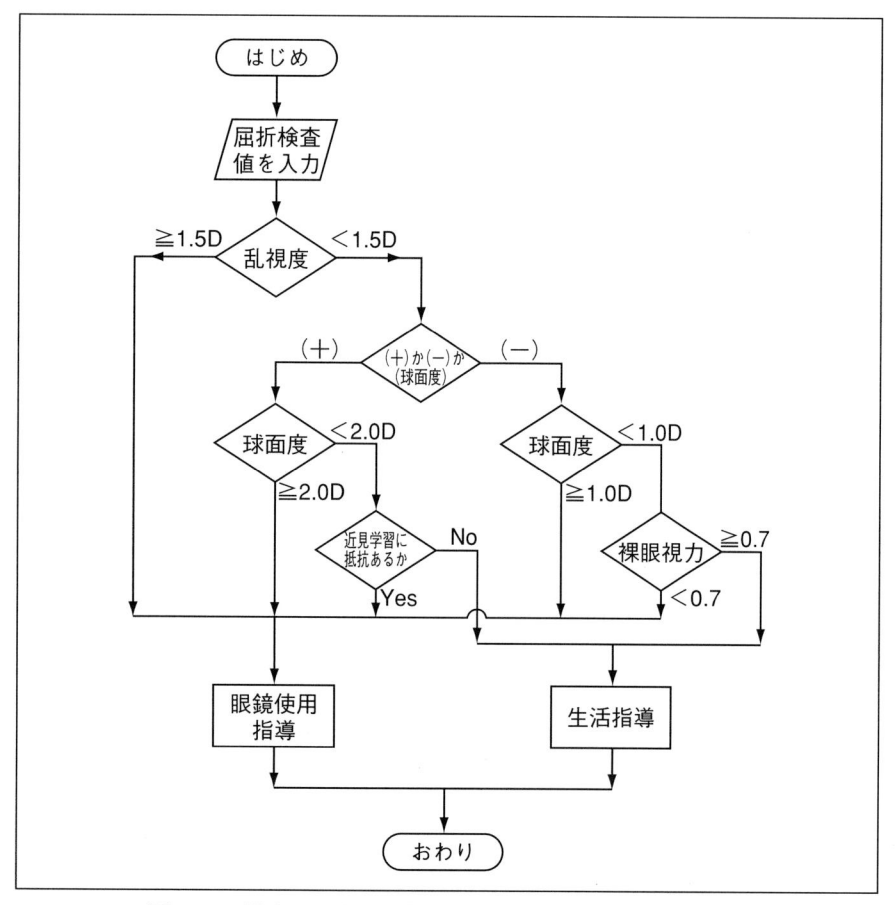

図 11-1　児童・生徒の眼鏡要否決定のためのフローチャート

ンズ眼鏡が広く普及している。しかしこのレンズには累進帯の長さやデザインに多くの種類があり，患者の年齢，使用目的，作業内容などを考慮してレンズの種類を指定する必要がある。

眼鏡使用のプログラム

眼鏡は年齢，屈折異常の種類と程度，使用目的によってそれぞれプログラムがある。遠近両用や近用はともかくとして，遠用は単焦点といえども常用するとは限らない。それは処方箋にも記入されるが，先の条件に十分配慮した使用プログラムを指示する必要がある。

小児の眼鏡使用のプログラム

小児の眼鏡使用のプログラムを表11-1に示す。たとえばS+3.0D以上の遠視，C±1.5D以上の乱視は，屈折（異常）性弱視をおこしやすいので，絶対に常用でなければならない。屈折性調節性内斜視も同様に，絶対常用である。また内よせ過剰のAC/A比の高い例は，遠近両用眼鏡を常用させる。児童・生徒は，S+2.0D未満の遠視の場合は，とくに近見に抵抗があれば近用中心に使用すればよい。S+2.0D以上ならばおおむね常用となる。乱視のC±1.5D以上は，学習時中心に使用すればよい。

近視は−1.0D以上は遠見用に眼鏡が必要となるが，−3.0Dまでは1/3mの近見はよく見えるので，調節の負担を減らすために，近見（主として家庭学習）

表11-1　小児の眼鏡——装用目的と装用方法

症　例	常用	遠用	近用	学習時	遠近両用
S+3D，C±1.5D以上の幼児	○				
調節性（屈折性）内斜視	○				
高AC/A比内斜視					○
S+2D以下の学童			○		
S+2.25D以上の学童	○				
C±1.5D以上の学童				○	
S−3D以下の学童		○			
S−3.25D以上の学童	○				
無水晶体					○

には使用しないという考え方がある．つまり遠用主体である．ただし裸眼で，近見での内よせ，両眼視が健常でなければならない．S−3.25 D以上の近視では，裸眼での近見も1/3 mより近くなるので，近見にも眼鏡が必要になる．ただし調節の負担を減らすため，弱い眼鏡を用いる方法もある．

成人の眼鏡使用のプログラム

　先に述べたように，社会生活を円滑にすると同時に，眼精疲労を予防する使い方が原則となる．たとえば運転，ゴルフなどで用いる室外用眼鏡は近視では完全矯正であるが，年齢によっては少し＋側に寄せた（近視では弱めた）レンズを用いるのが無難である．また老視年代では職業，作業内容に適した老眼鏡を用いるが，さらに必要に応じて，遠近両用眼鏡も用意し，それらを適切に使い分ける．

わが国の眼鏡調整の問題点

　わが国の眼鏡入手の現状は，多くの問題点を抱えている．その主な点は次のとおりである．
① 眼科医の元で検査を受けて眼鏡処方箋を発行してもらい，その処方により眼鏡店で眼鏡調整を受けて入手する者は一部でしかなく，要眼鏡の40％とも言われている．残りの大部分は直接眼鏡店のみの検眼で作られているのが現状である．その結果，わが国の屈折・調節異常者の大部分は，決して良い光学的屈折矯正のもとにあるとはいえない．
② 眼科医側は従来の習慣から，処方箋に必要最低限の数値を記入するのみで，眼鏡店が行うフレームとレンズの選択やフィッティングと，それによってもたらされる最終的な光学的結果にあまり関心を払っていないことが多い．
③ 眼鏡店側の条件としては，店員の知識と技術に非常に差があり，中には眼科医の処方箋に記入された情報（今までの処方箋は情報が少なかった）から，その屈折・調節矯正の思想を理解できず，良い眼鏡を提供できない人もいた．
　日本眼科医会では，眼鏡処方を医師法における薬剤処方に準じるよう，図11-2のような処方箋をモデルとして発表した．

(氏名)＿＿＿＿＿＿＿＿＿＿＿　　(年齢)＿＿＿歳（男・女）

Ⅰ．レンズ種類

素　材	ガラス・プラスチック（　　　　　　　　　　　　　　　　）
種　類	単焦点・二重焦点・三重焦点・累進焦点（　　　　　　　　）
コート	（　　　　　　　　　　　）　カラー　（　　　　　　　　）

Ⅱ．レンズ値

	球面	円柱	軸度	加入度	プリズム	基底方向	瞳孔距離
右	D	D	°	D	△		
左	D	D	°	D	△		mm

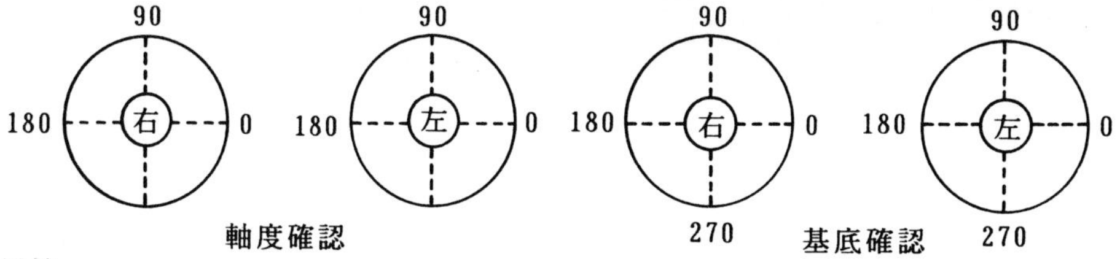

軸度確認　　　　　　　　　　　　基底確認

Ⅲ．用法

装用目的	遠用　・　近用　・　遠近両用
装用方法	常時　・　必要時（　　　　　　　　　　　　　　　）

Ⅳ．有効期間：　処方箋発行の日より 5・10・30 日

Ⅴ．その他：　1. 頂間距離は 12mm とする。
　　　　　　　2. 多焦点レンズの瞳孔間距離は遠用を基準とする。

Ⅵ．特記：＿＿＿＿＿＿＿＿＿＿＿＿＿＿＿＿＿＿＿

　　　年　　　月　　　日

　　　　　医師住所　＿＿＿＿＿＿＿＿＿＿＿＿＿＿＿＿

　　　　　医 師 名　＿＿＿＿＿＿＿＿＿＿＿＿＿＿＿　㊞

（注）・眼鏡が出来ましたら、検査のため一度ご自身でご持参ください。

図11-2　新しい眼科処方箋

処方箋の書き方と読み方

記　号

処方箋には次のような記号が用いられる。

1）レンズ記号

球面レンズ：Sまたはsph　　　　連結記号：◯
円柱レンズ：Cまたはcyl　　　　〔例〕S－3.00 D ◯ C－1.00 D axis 30°
凸レンズ：＋　　　　　　　　　プリズム：Prism
凹レンズ：－　　　　　　　　　プリズム偏角：△（プリズムジオプター）
屈折力：D（ジオプター，小数点以　　プリズム基底：基底，Base
　下第2位まで書く）　　　　　　基底の方向：度または°　in 鼻側
円柱レンズ軸：軸, axis, Ax　　　　　out 耳側　up 上方　down 下方
円柱レンズ軸の経度：°，↑は90°，
　→は180°を表す。

2）距離

瞳孔間距離：PD〔例〕65 mm　　近用瞳孔間距離：NPD
遠用瞳孔間距離：FPD　　　　　頂間距離：VD

約束事項と明記事項

ことさらに処方箋に書かなくとも当然のことであり，暗黙の了解ができていると理解される約束事項と，処方ごとに書く明記事項がある。2つが判然と区別されるわけではないが，一応何となく慣習ができ上がっている。

1）約束事項

　光学的調整がなされること。すなわちレンズの設計の前提条件を満たすように，フィッティングされること。
　形態的調整がなされること。すなわち快適に装用が行われるようにフィッティングされることである。
　レンズにはきずがなく，ゆがみが少なく，それの避けられない部分は均等に配分され，かつ外れないよう確実に枠入れされていること。

2) 明記事項

 レンズの種類と屈折力
 円柱レンズの軸
 プリズム度
 プリズム基底の方向
 瞳孔間距離

これからの眼鏡処方箋

　眼鏡処方箋が上記の明記事項のみで，患者から眼鏡店に渡され，後は患者と眼鏡店の判断にのみ任していたのでは，処方した眼科医の眼鏡処方の思想が確実に伝わったとは言えないことになる。そこで処方の責任の所在を明らかにするためにも，図11-2の新しい眼鏡処方箋を用い，下記の事項を指示したいものである。

1) レンズの種類

　遮光レンズのカラーと遮光率が，ことに眼疾患があれば指定が必要である。また，多焦点レンズのデザイン，ことに累進多焦点レンズにはメーカーごとにデザインが異なり，メーカー名，レンズ名でなくても，せめて遠用主体，近用主体，バランス型などを必ず指定したい。またレンズの質としてガラスかプラスチックか，強化レンズか，レンズの屈折率はどのようなものを選ぶかを指定するか，せめて患者にアドバイスしたい。

2) 目的視距離

　従来は遠用，近用，中間距離用などの記載でよかったが，最近の老視患者の増加と，見たい目的の距離も多様化してきたため，処方眼鏡がどの視距離を目的とするかを，明確に数値で示したほうがよい。

3) 使用目的と方法

　終日装用なのか，作業時のみなのか，それとも一般デスクワークかVDT作業用なのか，屋外装用なのか，自動車運転用なのかなどを明確にしておく。

4) 頂間距離

　12 mmが標準であるが，目的により変えることもある。

5) フレームの選択

　これは処方箋に明記することは少ないが，見かけ主体に選ばれることが多いフ

レームについて，正しいフィッティングが確実に長く保たれるようなフレームの選択をアドバイスする必要がある。ことに小児や強い度や多焦点レンズの場合には注意したい。

瞳孔(間)距離の検査

瞳孔間距離（PD）は眼鏡処方箋を発行するため，装用中の眼鏡の光学中心間距離とのチェックのために必要である。

瞳孔距離計による方法

最も一般的な瞳孔間距離計は，トプコンデジタル PD メーター PD-5（図 11-3）である。

【検査法】注視距離設定レバー②を回し，測定したい注視距離を∞または近点に合わせ，パワースイッチを押す。そして，被検者の額と鼻に額当てバー⑥と鼻当てを軽く当て，被検者に本体内部の小さく輝く緑色の固視標を注視させる。検者はファインダー①をのぞき，被検者の瞳孔上にその反射された輝点が見えるので，左右それぞれの PD 可動レバー③をスライドさせ，輝点上に視野内の PD 指

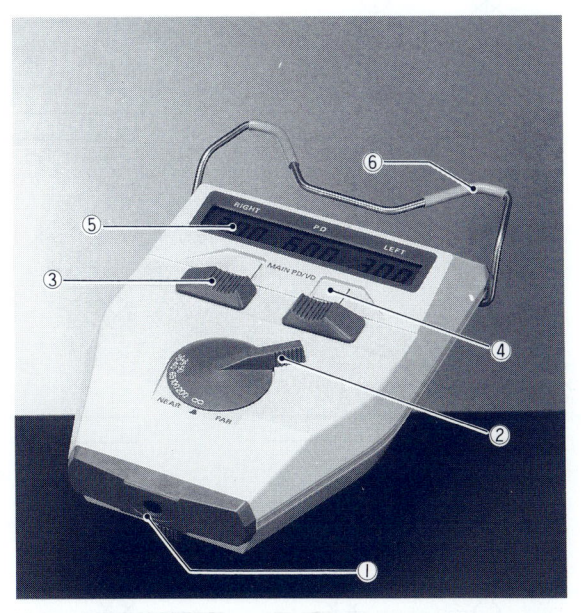

図 11-3 PD メーター（トプコン，PD-5）
①ファインダー ②注視距離設定レバー ③PD 可動レバー ④PD/VD モード切換スイッチ ⑤表示部 ⑥額当てレバー

針を合致させる。そして，表示部⑤を読みとる。R数値は鼻の中心から右眼瞳孔中心までの距離を表し，L数値は同様に左眼瞳孔中心までの距離を表示する。左右の瞳孔間距離は必ずしも同じとは限らず，左右別々に測定するのは重要なことである。

斜視などで両眼視機能に欠陥のある場合，片眼測定を行うときには，本体底面にある遮閉板レバーを切り換えて片眼遮閉ができる。注視距離の設定を∞にし，PD/VD切換えスイッチ④をVDに切換え，眼鏡を設けた被検者の頂間距離VDを測定できる。

ホヤPD-82瞳孔間距離計も本器と同様の左右PDを別々に測定し，近見PDも注視点距離を変えて測定するようになっている。

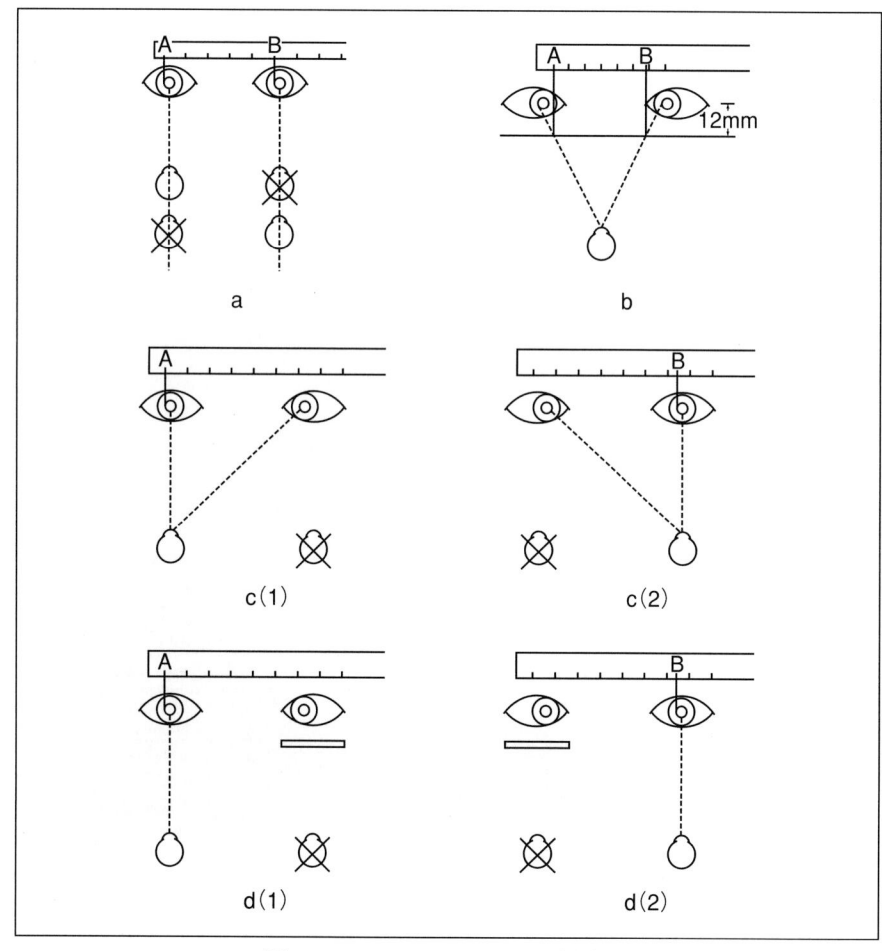

図11-4 メジャーによるPD測定法

メジャー(物差し)による方法

1) 成人遠見時 PD

　被検者に検者の頭上越しに無限遠を見させ，検者は図 11-4 a のように被検者の右眼を自身の右眼を閉じて左眼で，上または下眼瞼上(図では上に当てているが，実際は下眼瞼上に)のメジャーの A 点 (0 目盛り) を右眼瞳孔の耳側縁に当て，ついで検者は左眼を閉じて右眼で，被検者左眼の瞳孔鼻側縁の目盛り B 点の数字を読む。この方法では検者の視差が入らない。

　注意として，検者は被検者の遠方視する視線をさえぎらないように，正面のやや低い位置から計測しなければならない。

2) 近見時 PD

　検者がメジャーを読むのは片眼でよい。図 11-4 b のように，その片眼が被検者の両眼中央正面の距離 30 cm で対面し，メジャーを被検者の角膜頂点から 12 mm の位置に下眼瞼上で保持し，被検者の両眼で検者の計測に用いる方の片眼を固視させ，A 点 (0 目盛り) から B 点を読めばよい。

3) 小児の PD

　図 11-4 c のとおりで，検者は被検者の正面に対面し，メジャーを上または下眼瞼上に保持し，検者は右眼を閉じ，被検者に検者の左眼を固視させ，被検者右眼瞳孔の耳側縁に A 点を当て，メジャーを動かさず，検者は次に左眼を閉じ被検者に検者の右眼を固視させ，被検者の左眼瞳孔の鼻側縁の B 点を読めばよい。この方法は視線や注意の不安定な小児には確実な方法である。ただし，被検者の PD が検者よりあまりに小さいときは少し差し引く必要がある。

4) 斜視の PD

　小児のときもこの方法が使える。図 11-4 d のとおりで，検者は被検者の正面に対面し，メジャーを上または下眼瞼上に保持し，まず被検者の左眼を検者の手掌で遮閉して，右眼で右眼を閉じた検者の左眼を固視させ，被検者は左眼でメジャーの A 点 (0 目盛り) を被検者の右眼瞳孔の耳側縁に当て，次いで被検者の右眼を遮閉し左眼で，左眼を閉じた検者の右眼を固視させ，検者は右眼で被検者左眼瞳孔の鼻側縁の B 点を読むとよい。

B. コンタクトレンズ

コンタクトレンズの種類と適応

コンタクトレンズと眼鏡の違い

　屈折異常に対する光学的矯正手段として登場したコンタクトレンズ（以下 CL と略）は，角膜に接着させるレンズであるため，眼鏡と比較して光学的に有利である。しかし管理面には多くの制約があり，さらに角膜に異物を接着させるのであるから，角膜合併症の危険もある。CL と眼鏡の比較は表 11-2 のとおりである。

　まず光学的な効果として，CL は角膜に凹凸がある不正乱視には矯正効果が大きい。これは角膜とレンズ後面のすき間を涙液が補うためである。これは円錐角膜でも同様である。また正乱視でも非常に強いときには眼鏡より矯正効果が良く，強度近視でも同様である。しかしソフト CL は，角膜乱視が大きいときにはメリットは小さい。

　さらに頂点間距離が 0 に近いため像の拡大・縮小が少なく，強度近視では像があまり縮小せず，強度遠視でも像が拡大しない。これは強度屈折異常に CL が有利となる要因である。また屈折差の大きい不同視では，眼鏡で生じる不等像視が

表 11-2　眼鏡とコンタクトレンズ（CL）の比較

	眼鏡による矯正	CL による矯正
光学的効果	良い	非常に良い
光学的欠点	多い	少ない
視野	やや狭い	広い
近視眼矯正の調節量	小さい	大きい
取り扱い	簡単	やや煩雑
装用時間の制限	なし	あり
管理	簡単	煩雑
装用練習	不要	必要
スポーツ	不便	便利
美容的効果	やや問題あり	良い
眼合併症の危険性	なし	あり

ほとんど現れない。また CL は接着しているため，眼振の屈折異常の矯正効果が大きい。眼鏡のもう 1 つの光学的欠点である収差も CL には少ない。視野も眼鏡よりは広く有利である。ただし近視の矯正時には，調節量が眼鏡より大きいことに注意しなければならない。

　管理面から考えると，ハード CL とソフト CL により違いはあるが，取り扱いは眼鏡よりははるかに面倒で，装用時間も無制限というわけにはいかない。また保存，消毒などの管理もとくに注意が必要である。そして装用練習も必要である。しかし CL の有利さは，何といっても眼鏡枠をかけなくともよいことで，スポーツには絶対に有利であり，また眼鏡の嫌いな人には CL しかないことになる。

　ここで最も注意したいことは，角膜に CL という異物を長時間接着することによる眼合併症を起こさないための予防が必要なことである。

コンタクトレンズの種類

　まず，CL は硬さからハード CL とソフト CL に大きく分けられる。これらは材質の違いが大きく，両者の比較は表 11-3 のとおりである。なおソフト CL は使い捨て CL でなく，従来型のものとした。

　ソフト CL の装用感は良く，当然慣れやすい。これがソフト CL の最大の特徴である。これに対しハード CL は，どうしても慣れるのに時間がかかってしまう。しかし光学的な効果の面では，ソフト CL は角膜乱視には矯正効果が不十分であり，球面のみの屈折異常でも，ソフト CL はたわむためハード CL に比べて矯正力は劣る。ただし，スポーツではソフト CL が外れにくく適している。一方，ソフト CL は水分を多く含むため，耐久性では劣る。またハード CL に比べて汚れやすく，細菌やカビが繁殖しやすく，それだけに消毒・管理は煩雑になる。注意すべきは，角膜障害はハード CL では角膜の痛みとして気づかれやすい

表 11-3　ハード CL とソフト CL（従来型）の比較

	ハード CL	ソフト CL（従来型）
装用感	あまり良くない	良い
なれやすさ	すぐにはなれにくい	なれやすい
光学的効果	良い	乱視などでは劣る
スポーツ	やや不適	適する
耐久性	長い	短い
消毒・管理	簡単	煩雑
レンズの汚れやすさ	あまりない	大きい
角膜障害	気づきやすい	気づきにくい

が，ソフトCLでは相当に障害が出ていても，痛みが少ないので気づかれるのが遅くなることで，定期検査が重要となる。

その他の種類としては，最近角膜へ酸素を十分供給する高ガス透過性ハードCL（RGPL）が多く開発されている。またソフトCLも含水率を上げ，中心の厚みを薄くして酸素の供給を上げようとしている。

さらに使い方の種類としては，従来のデイリーウェア（日中装用）に対し，高ガス透過性レンズの出現で，角膜への酸素供給が十分であるとして，エキステンデッドウェア（連続装用）が行われるようになった。なお，このレンズで日中装用ならばなお安全である。またディスポーザブル（使い捨て）レンズが普及して，1～2週で使い捨てたり，中には毎日使い捨てるものも出てきた。

また，レンズデザインの特殊なものとして，乱視に用いるトーリックCLや，老視に用いる遠近両用CLも開発されている。

コンタクトレンズの種類からの適応

上記のように，多種多様のCLが開発され普及してきたことは，屈折異常者にとっては眼鏡に加え選択肢が増えたことになり，たいへん幸せなことである。しかしここで大切なことは，患者の年齢・職業・ニーズに応じて，どのようなレンズを選択するかを判断しなければならないことである。

1）ハードコンタクトレンズ

最初に用いられるようになったのは，ポリメチルメタクリレート（以下PMMAと略）のハードCLである。しかし角膜への酸素供給を十分にするためには，できるだけRGPLを選択するのが無難である。ただしこれはPMMAよりやや汚れやすく，耐久性が劣る。経済性を考慮するならPMMAのCLを選ぶことになるが，この場合は角膜内皮への注意が大切である。

また乱視が1.5～2.0 D以上の人にはどうしてもハードCLを勧めることになる。ハードCLは取り扱いが簡単で，着脱などのハンドリングも良いので，比較的管理に無頓着な人でも用いられる。

2）ソフトコンタクトレンズ

装用感が良いこと，スポーツに便利なことなどの理由から，最近はソフトCLの方が広く用いられている。しかし水分を多く含むため，蛋白除去や消毒を的確に行う必要があり，装用者の几帳面さが要求される。最近はさらに含水率を高め，薄くなっていることにも注意が必要である。これはハンドリングが難しくなる。

なお乱視が強い場合は，本来はハードCLを選択すべきであるが，装用感やス

ポーツ使用などでどうしてもソフトCLを用いたいときは，ソフトトーリックCLを選択する。しかし矯正効果はハードCLやハードトーリックCLより劣る。特徴的な乱視である円錐角膜は通常ハードCLを用いるが，装用感と光学的効果とをねらった，ソフトCLとハードCLを重ねたピギーバックレンズが最近用いられるようになった。

3) ディスポーザブルコンタクトレンズ

汚れやすく細菌やカビの繁殖しやすいソフトCLを使い捨てることで，取り扱い上も管理面でも簡単かつ安全になり，最近は非常に普及している。1〜2週間連続装用して捨てるものと，毎日捨てるものがある。このほかに毎日の装用後に洗浄し，2週間〜1か月使用した後に，新しいレンズに取り替える頻回交換システムもある。これらは経済的には負担が大きくなるが，便利さと安全性から，今後ソフトCLの中で主流になることが予想される。また，このCLは日常眼鏡を装用している人の，スポーツや外出時のみの適宜使用にも便利である。

問診と検査

問 診

初めてCL使用を希望する場合，必要な情報はその動機，装用目的，職業である。さらに結膜，角膜などの前眼部疾患の有無を問う必要がある。ことにアレルギー疾患は重要である。またその人の几帳面さも知っておきたい。

CLの使用経験のある人には，使用していたCLがどの種類のものか，またそれで何らかの問題があったかも知りたいところである。

屈折検査

CLはあくまで屈折矯正手段であるため，他覚的および自覚的屈折検査は十分に行わなければならない。角膜曲率半径測定も同様である。なお，ハードCL装用者のCL脱直後は，屈折値，角膜曲率半径ともに問題があり，できれば脱後しばらく時間をおきたい。

注意すべきは，角膜は完全な球面ではないにもかかわらず，オフサルモメーターでは角膜の中央しか計測していないことである。したがってCLの角膜に接する面が完全な球面では，レンズが円滑にフィットしにくい。もっと広い角膜前面の形状を知るために，図11-5のフォトケラトスコープ（サンコンタクトレンズ社）が用いられる。これはCLの内面カーブを，できるだけ的確に角膜にフィッ

ティングさせるシステムも備えている。

前眼部検査

　細隙灯顕微鏡で前眼部すなわち結膜，角膜，水晶体などに異常がないかを検査し，またアレルギー疾患が疑われた場合は上眼瞼結膜をチェックする。またCL使用者には角膜のフルオレセイン染色を行う。

　涙液に関しての検査はCL，ことにソフトCL処方には重要な意味をもっている。涙液量の検査として図11-6のシルマー法を必ず実施する。これは濾紙の先端を5 mm折り曲げ，下眼瞼外側の1/3の部の結膜嚢にかけ，5分間放置し，折り目から涙に濡れた長さを計測する。正常値は10 mm以上である。なお，簡便な方法としてはフェノールレッドで染色した試験糸を用いる綿糸法がある。これも同様の位置に入れ，15秒閉瞼させた後に測定する。着色15 mm以上が正常値である。

　また，涙液層が均一に眼を覆っているかを評価する検査に，涙膜破壊時間

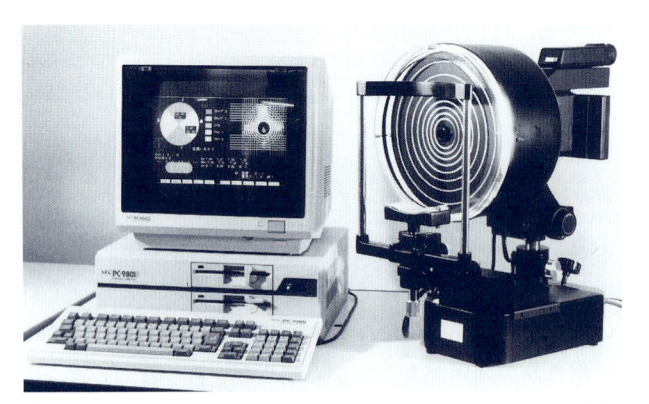

図11-5　フォトケラトスコープ（サンコンタクトレンズ社）

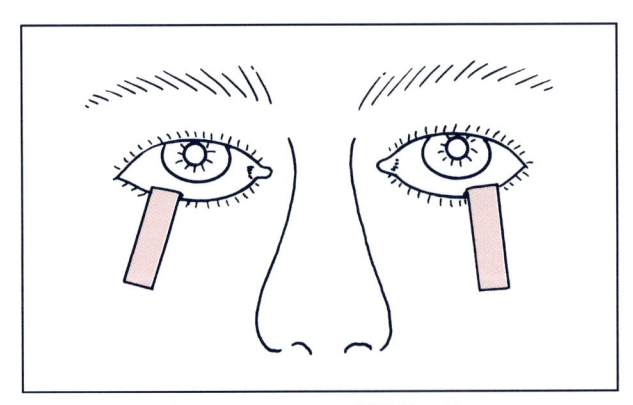

図11-6　シルマー試験第1法

(BUT) がある．フルオレセインで角膜表面の涙液を着色し，完全な瞬目を行わせた後，正面視のまま瞬目を止めさせ，コバルトフィルターを入れた細隙灯顕微鏡で，最初のドライスポット（涙液膜に生じる不規則な暗い部分）が現れるまでの時間を測定する．10 秒以下は涙液層の安定性が低下していることになる．

コンタクトレンズの処方

ハードコンタクトレンズ

　ハード CL の処方の手順をフローチャートで示すと図 11-7 のとおりになる．まず，①問診，②眼科一般検査（前眼部検査も含む），③屈折・調節検査，④ここでハード CL かソフト CL か，または眼鏡かの判断をすることになる．⑤角膜曲率半径と直径を計測し，眼瞼の形状を観察する．⑥曲率半径の強弱主経線の中間値に最も近いフラットなトライアルレンズを選び，⑦フルオレセインパターンテストを行う（後述）．次いで，⑧エッジの浮き上がりをチェックし，⑨レンズの動きと静止位置を観察し，⑩そのレンズが適正かどうか判断し，良くなければループして⑥から再チェックし，最終レンズを決める．⑪トライアルレンズの上からレフラクトメトリーを行い追加矯正し，患者のニーズと状態に応じた屈折度数を決定し，⑫処方を決定する．⑬完成レンズのチェック，⑭視力・屈折・両眼視の検査と，装用と管理の指導，⑮定期検査となる．

　ハード CL の基本的なデザインは図 11-8 のとおりで，内面カーブはベースカーブ，周辺カーブ，ベベルと続いている．このレンズ内面と角膜前面カーブ（これも単純な球面ではない）との間にフルオレセインを入れ，両者の関係を観察する．基本的には図 11-9 のようにスティープでなく，フラットでもなく，パラレルな状態を探し，なおかつ涙液の交換が円滑であるものを考慮すればよい．

ソフトコンタクトレンズ

　これはレンズのデザインや材質により，フィッティングは必ずしも画一的には決められない．レンズが厚く低含水のものは，動きの大きいことが要求されるし，厚みが薄く酸素を通しやすいものは，動きが小さくてよいことになる．屈折度数の決定はオーバーレフラクトメトリー（レンズの上からのレフラクトメーター検査，またはレチノスコピー）と追加矯正で決めればよい．最近の頻回交換ソフト CL やディスポーザブルソフト CL は，即日渡せるよう在庫があるので便利である．

11．眼鏡とコンタクトレンズ

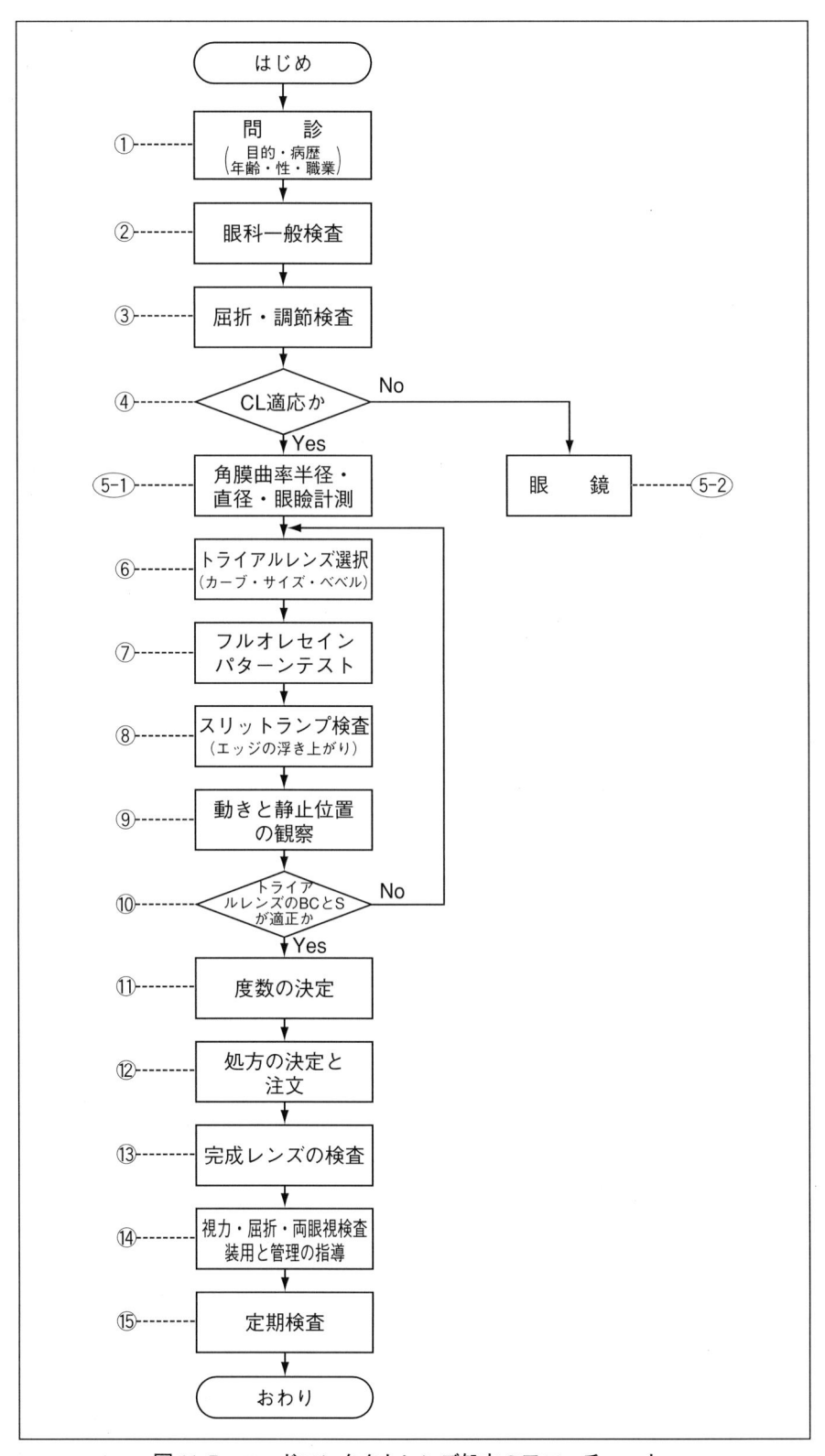

```
                    はじめ
                      ↓
①------    問　診
          (目的・病歴 )
          (年齢・性・職業)
                      ↓
②------   眼科一般検査
                      ↓
③------   屈折・調節検査
                      ↓
④------   ＜CL適応か＞ ──No──→   眼　鏡  ------⑤-2
              │Yes
⑤-1------ 角膜曲率半径・
          直径・眼瞼計測
                      ↓
⑥------ トライアルレンズ選択
        (カーブ・サイズ・ベベル)
                      ↓
⑦------  フルオレセイン
          パターンテスト
                      ↓
⑧------  スリットランプ検査
         (エッジの浮き上がり)
                      ↓
⑨------  動きと静止位置
            の観察
                      ↓
⑩------ ＜トライアルレンズのBCとSが適正か＞ ──No──┐
              │Yes                              │
⑪------    度数の決定                             │(⑥へ戻る)
                      ↓
⑫------   処方の決定と
              注文
                      ↓
⑬------  完成レンズの検査
                      ↓
⑭------  視力・屈折・両眼視検査
         装用と管理の指導
                      ↓
⑮------    定期検査
                      ↓
                    おわり
```

図 11-7　ハードコンタクトレンズ処方のフローチャート

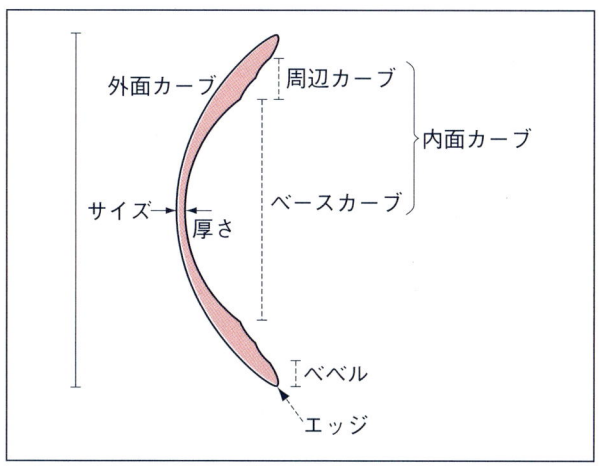

図11-8　ハードコンタクトレンズの構造

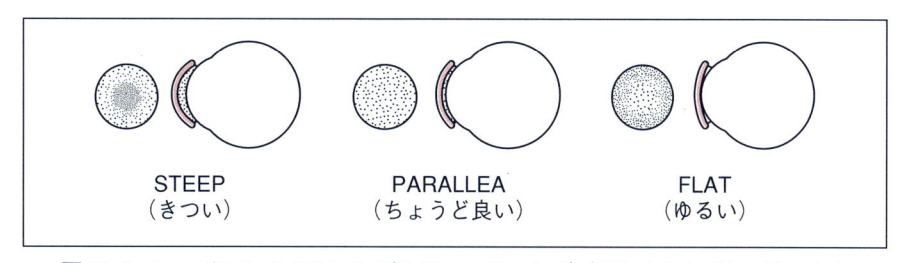

図11-9　ハードコンタクトレンズのフィッティング（フルオレセインパターン）

管理，定期検査，合併症

管理

　まず装着練習から始める。これはハードCLとソフトCLとでは方法が全く違うので専門書に譲るが，大切なことは着脱の前に爪を切り（ソフトCLでは是非），石けんで手を洗うことである。また患者が着脱に自信をもてるまで練習させる。

　レンズの管理はことにソフトCLでは重要である。ハードCLでもRGPLは汚れやすいので注意が必要である。レンズの洗浄，保存，蛋白除去，消毒を行うが，それぞれに各社からケア用品が出されている。ソフトCLの消毒は最も重要な管理であり，従来は煮沸消毒が主流であったが，操作に手間がかかること，レンズの寿命が短くなることなどから，最近は過酸化水素で消毒する化学消毒法（コールド滅菌ともいう）が行われるようになってきた。ただし消毒後，過酸化水素の中和を2時間以上行う必要がある。またMPSと呼ばれる薬剤による消毒

法もある。

　CLの正しい管理は眼合併症の予防に直結する重要な作業で，おろそかにしないよう，患者の教育が大切である。

定期検査

　たとえ自覚症状がなくとも，定期的に検査することは障害の予防に重要である。ことにソフトCLはあまり痛みを訴えないので，患者教育を徹底させる必要がある。もちろん，いろいろと自覚症状を訴えて来院する患者も少なくない。

　定期検査には，視力・屈折検査の後に，まず眼合併症を中心として，眼疾患の有無をチェックし，あればその治療，必要に応じて治癒までCL装用を中止する。次いでCLのひずみ，汚れ，傷などのチェックが必要である。そしてそれを患者に見せて説明すれば納得してもらいやすい。また時には，ケア用品の使い方，装用方法のチェックも指導し直したい。

　非常に長期にCLを装用している患者には，スペキュラーマイクロスコープで角膜内皮検査を実施しておくとよい。

　苦情としては，見えにくい，ぼやける，くもる，異物感，痛い，まぶしい，ずれやすい，外れやすいなどが多いので，レンズのカーブ，デザイン，サイズ，度の変更，眼疾患の治療，管理方法の再チェックなどで応対する。

合併症

　CLは異物を角膜に装着するのであるから，眼合併症をおこしやすいことを，CL臨床に携わる者は絶対に忘れてはならない。新しいCLの開発は，使用者が便利であるようにとの考えばかりでなく，いかに眼合併症がおこりにくいようなレンズを提供するかという思想からなっている。しかし，やはり使い方を誤れば，眼合併症はおこりうる。

　眼合併症は，軽いものでも3時9時ステイン，角膜上皮剥離から始まり，巨大乳頭性結膜炎，角膜内皮細胞異常，血管新生，そして感染性角膜炎として細菌性，真菌性，ことにアカントアメーバによるものが重篤なものとして知られている。そこで，装用法とレンズ管理法の厳守，定期検査などは絶対に守らなければならない。

12 その他の主な検査

1. 視力・屈折・調節・眼鏡の検査 (※は本書で既に解説している)

検査法		検査名称
視力検査	遠見視力検査	標準視力検査（字づまり検査）※
		小児視力検査（字ひとつ検査）※
	近見視力検査※	
	特殊検査	両眼開放視力検査※
		コントラスト視力検査①
		グレア検査法②
		他覚的視力検査③
		低視力者の視力検査法④
屈折検査	他覚的	レチノスコピー（検影法）※
		レフラクトメーター法（手持ちを含む）※
		オフサルモメーター法（手持ちを含む）※
		角膜トポグラフィー※
	自覚的	検眼レンズ交換法※
		乱視検査法（クロスシリンダー，乱視表）※
調節検査	調節近点検査※	
	他覚的調節検査⑤	
眼鏡検査	レンズメーター検査※：レンズ度，光学中心，プリズム度，乱視軸検査	
	フレーム検査：フィッティングチェック，頂点間距離・前傾角・瞳孔間距離検査	

① 各々の空間周波数におけるコントラスト感度を測定する。
② まぶしいグレア光源による視力の変化を測定する。主として白内障に用いる。
③ 自覚的視力の測定できないか，信頼性に乏しい例や，詐盲の視力を測定する。
④ 視覚障害者，弱視レンズ判定のための視力測定。
⑤ アコモドメーターにより，調節安静位，他覚的調節幅，調節の準静的特性を測定する。

2．眼位・両眼視・眼球運動検査

	検査法	検査名称
眼位検査	定性	遮閉試験（おおい試験）※
	定量	ヒルシュベルグ法※ クリムスキー法※ プリズム遮閉試験※ マドックス小杆正切尺法①
両眼視機能検査	立体視検査	遠見ステレオテスト※ 近見ステレオテスト※
	ワース4灯器検査② 残像検査法③ バゴリニ線条レンズ検査法④ 不等像検査 大型弱視鏡検査⑥	アニサイコニアテスト⑤
眼球運動検査	9方向眼位※ ヘススクリーン検査⑦ ピンセット引っ張り検査⑧	

① 斜位の眼位ずれを，マドックス小杆を装用して作った赤い線条の位置を，1mと5m前の正切尺で読む。
② 赤と緑のフィルターで補色となる原理を利用して，両眼視と優位眼を検査する。
③ 残像を作り，網膜対応を検査する。
④ バゴリニ線条レンズを用い，日常視に近い状態での両眼視機能を検査する。
⑤ それぞれの面積を変えた，赤褐色と緑色の1対の半月図形を赤と緑のフィルターのメガネで見て，不等像視の程度を検査する。5%以上は耐えられないとされる。
⑥ 左右眼で，それぞれ筒をのぞいてスライドを見せる方式で，眼位，両眼視，網膜対応，9方向眼位などを検査する。シノプトフォアという名称が多く使われる。
⑦ 正常両眼視の眼球運動障害の9方向眼位を，赤緑フィルターを用いて検査する。
⑧ 眼筋の抵抗をピンセットで引っ張って検査する。

3. 色覚・光覚・視野検査

検査法	検査名称
色覚検査	仮性同色表※ パネル D-15 検査① ランタンテスト② 100 hue テスト③ アノマロスコープ④
光覚検査	アダプトメーター検査⑤
視野検査	ゴールドマン視野計※ 自動視野計※ 中心暗点計⑥ フリッカー視野計（中心 CFF）⑦

① 15 色のカラーキャップを色相の順に並べさせる検査で，色覚異常者の程度を，強度と中等度以下に 2 分する検査法である。
② 元来，鉄道，船舶，航空などの適性検査で，先天異常を敏感に検出できる。
③ 100 の色相(hue)を並べさせ，色度図上にプロットし，先天および後天異常の色の弁別能を判定する。
④ 671 nm（赤）と 546 nm（緑）の混色と，単色の 589 nm（黄）のカラーマッチングをさせ，色覚異常の種類と程度の判定を行う。
⑤ 暗所にて光覚および暗順応検査を行う。とくに夜盲を主訴とする疾患が対象。
⑥ 中心暗点と変視症を検出する。黄斑部疾患，視神経疾患が対象。
⑦ ちらつきが融合する境界のフリッカー値を評価する。視神経疾患などが対象。

4. 前眼部・結膜・角膜・涙液検査

	検査法	検査名称
前眼部一般検査	眼球突出検査①	
結膜検査	微生物検査② 免疫・アレルギー検査③	
角膜検査	細隙灯顕微鏡検査④ 角膜知覚検査⑤ スペキュラーマイクロスコープ⑥	
涙液・涙道検査	涙液検査	シルマーテスト※ 綿糸法※ BUT（涙膜破壊時間）※
	涙道検査	色素残留試験⑦ 涙道造影⑧

① ヘルテル眼球突出計で計測する。簡便には万能距離計で測る。
② 結膜の擦過塗抹標本から，結膜炎の原因となる微生物の確定をする。
③ 結膜分泌物中の好酸球を証明する。全身的にもアレルギー素因があることを，皮膚テストや血清中 IgE 抗体を用いて証明する。
④ スリットランプともいい，主として細隙灯で角膜，結膜，前房，水晶体を観察する。また，補助レンズを用いて硝子体，眼底も観察できる。
⑤ 角膜ヘルペス，CL 装用者，角膜移植・白内障手術後などに，角膜知覚計（エステジオメーター）を用いて，角膜の知覚の程度を計測する。
⑥ 内皮検査が主体で，CL 長期装用者，角膜内皮疾患の疑い，内眼手術前後の角膜内皮の評価に多く用い，内皮細胞の密度，細胞の変形などを評価する。また最近は，角膜上皮細胞の観察にも用いるようになってきた。
⑦ フルオレセインを点眼すると，導涙機能が正常ならば 10 分以内に涙道から流れて消失するが，25 分後にも色調が残れば陽性ということになる。
⑧ 涙道に造影剤を注入し，X 線撮影し導涙障害の場所を診断する。

5. 眼圧・隅角・瞳孔検査

	検査法	検査名称
眼圧検査	非接触	ノンコンタクトトノメーター※
	圧入 圧平	シェッツ眼圧計① ゴールドマン眼圧計② 手持ち眼圧計③
隅角検査		前房隅角検査④ 圧迫隅角検査⑤
瞳孔検査		一般瞳孔検査⑥ イリスコーダー⑦

① 被検者を水平に仰臥位に寝せ，眼圧計の可動杆が角膜を圧入する程度から眼圧を測定する。この方法は角膜曲率半径と眼球壁硬性に影響されやすい。

② 角膜面を直径 3.06 mm に圧平する圧力を測定する方法で，現在この方法が眼圧測定の主流である。主に細隙灯顕微鏡に付属しており，座位で測定する。

③ 手持ちで圧平眼圧を測定するもので，小児やベッドに寝ている患者の眼圧測定に適している。パーキンス眼圧計が広く用いられている。

④ 前房隅角の広さなどの所見は，緑内障の診断，病型分類，病状の把握と治療方針の選択などには欠かせないうえに，眼先天異常の診断に広さ以外の隅角所見も大切である。検査は隅角鏡を当て，細隙灯顕微鏡で観察する。

⑤ 隅角の接着か癒着かの判定に，圧迫隅角鏡を圧迫させ，前房水を押しやり隅角を広げ，隅角底まで観察する。

⑥ 眼に現れる神経学上の所見で，瞳孔の症状は多くの情報を提供してくれる。また一般的な手技は簡単で，日常検査としてしばしば行われる。観察は瞳孔の大きさと瞳孔反射（対光・輻湊）を，そしてその左右差を重視する。

⑦ 赤外光で照明した虹彩を赤外線カメラで暗黒下に撮影し，種々の刺激のもとでの瞳孔の大きさの経時変化を，内蔵のコンピュータで自動解析するものである。

6. 眼底・硝子体検査

	検査法
眼底検査	倒像眼底検査① 直像眼底検査② 細隙灯顕微鏡による検査③
硝子体検査	細隙灯顕微鏡による検査④

① 暗室で行う最も一般的な眼底検査で，倒像検眼鏡（単眼・双眼）と集光レンズ（14 D，20 D，その他）を用い，眼底周辺までを倒像で見ることができる。
② 直像検眼鏡で，観察視野は狭いが拡大して見ることができ，また眼底に各種のチャートを投影して観察できる。
③ 細隙灯顕微鏡に接触型の三面鏡や非接触型のルビーレンズ，+60〜90 D のレンズを用いて，眼底を詳細に観察する。
④ 前部 1/3 は細隙灯顕微鏡のみで，後方の 2/3 は③と同じ。

7. 眼写真術

検査法	検査名称
眼位・9方向眼位①	
前眼部写真	顔面・眼瞼・結膜②
	フォトスリットカメラ③
眼底写真	眼底写真④
	立体眼底写真⑤
	手持ち眼底カメラ⑥
蛍光造影写真	蛍光眼底造影⑦
	ICG 蛍光眼底造影⑧

① 斜視や眼球運動異常の9方向の両眼の眼位を撮影する。
② 顔面外傷，眼瞼下垂，眼瞼腫瘍などの顔面を撮影する。
③ 細隙灯顕微鏡に撮影装置のついたもので，角膜，水晶体，結膜などを撮影する。スリット写真や隅角写真を撮影することもできる。
④ 眼底，ことに網膜の状態を撮影する。眼科で最も頻回に行う写真術で，したがってぜひ熟練しておきたい。また，ポラロイドフィルムやデジタル写真も最近使われる。
⑤ 立体眼底カメラか1つのカメラを平行移動して立体的に眼底を撮影する。
⑥ 小児や仰臥位の患者，網膜周辺の撮影に便利である。
⑦ 静脈にフルオレセインを入れ，それが網膜と脈絡膜の血管を通過する状態を，眼底を青色フィルターを通して照明し，血中のフルオレセインから発する蛍光を連続造影写真で撮影する。主として網膜血管の異常の観察をする。なお，副作用には注意しなければならない。
⑧ インドシアニングリーン（ICG）を静注し，近赤外光で眼底撮影する。脈絡膜血管の造影に適している。

8. 電気生理・超音波検査

検査法	検査名称
電気生理検査	ERG ①
	EOG ②
	EMG ③
	VEP ④
超音波検査	眼球内・眼窩内⑤
	眼軸長⑥

① 光刺激によって網膜から発生する電位を記録する網膜電図（ERG）は，眼底が見えない場合，夜盲性疾患，網膜全体に機能異常が疑える場合などに広く用いられる。

② 角膜側が（＋），網膜側が（－）の電位差があり，これを利用して眼球運動を連続的に記録したのが眼電図（EOG）で，眼球運動と網膜機能の2つの方式がある。

③ 針電極を外眼筋に刺入し，活動電位を記録したのが筋電図（EMG）で，眼筋麻痺など，眼球運動障害に用いられる。

④ 光刺激やパターン刺激による視覚誘発電位（VEP）は，眼底の見えない疾患，中枢性視覚障害など眼底に症状の現れにくい疾患，乳幼児の視力評価，心因性視力障害などに用いられる。

⑤ 眼球内が光学的に見えない場合，網膜下の病変を知りたい場合，眼窩内病変が考えられる場合に，超音波診断を行う。A・Bモードがあり，それぞれに特徴がある。

⑥ 超音波のAモード法による。軸性屈折異常の診断ばかりでなく，とくに最近は白内障術後の眼内レンズの度数決定に必須の検査である。

13 視覚障害者の指導

視覚障害の種類

　視覚障害とは，視力，視野，色覚および眼球運動に障害のあるものをいう。このうち，視力障害が日常生活に最も大きな影響を及ぼすことは言うまでもない。そこで，通常視覚障害者といえばある程度以上の視力障害のあるものである。視覚障害者は，視力障害の程度によって次のように，"盲"，"準盲"，"弱視"に区分されている。

　　　盲：0　　〜0.02 未満
　　　準盲：0.02〜0.04 未満
　　　弱視：0.04〜0.3 未満

　ここでいう視力とは，両眼を使って見たときの矯正視力の最良のものである。しかし，一般には視覚障害者を盲と弱視とに分け，準盲は程度によってどちらかに分類することが多い。盲と弱視は生活上・教育上，次のような違いがある。

1) 盲

　視覚による生活が全く困難なもので，歩行には白杖を用い，文字を読むことができないため点字を使用する。

2) 弱　視

　視覚による社会生活がある程度可能だが，非常に不自由な状態である。ここでいう弱視はロービジョン(low vision)という意味で，教育弱視，社会弱視ともよばれ，いろいろの疾病により視力が強く障害されている場合をいう。このほかに眼科で弱視といえば，斜視や不同視による機能的視力障害を示す病名である。同じ弱視という名称ではあるが，別なものであるから，これらを混同してはならない。こちらは医学弱視といい区別される。

このように，盲と弱視とでは同じ視覚障害であっても指導上大きな差がある。

視覚障害乳幼児の生活訓練

　乳幼児の視覚障害児の指導としては，入園あるいは入学までの生活訓練が主体となる。しかし，その前に障害の発見と治療に努めるとともに，両親が視覚障害児を育てる自覚をもつようにしなくてはならない。

　眼の外形がおかしい，眼振がある，光を追わないなどの異常に気づいたら，ただちに医師の診断および治療を受ける。治療および回復困難な疾病に対して，無意味な治療を続けたり，はかない希望をもってあちこちの病院を回って歩くことはよくあることであるが，望ましいことではない。

　両親は，盲児に対して"あわれみ"の感情から過保護になり，"あきらめ"のため放任するようになりやすいが，これは避けなければならない。盲児の生活訓練としては，歩行および食事，トイレなどの身辺処理ができるように指導し，次の集団生活に楽に入れるようにする。

視覚障害児の就学と進路指導

　盲児の場合は盲学校に入学し，点字による盲教育を受ける。中学校までは，点字を用いるほかは普通教育と全く同じである。盲学校は東京都に5校，そのほかの各道府県に1校以上ある。通学が困難なこと，数が少ないことのため，小学校から寄宿舎があって入寮することもできる。

　弱視児の場合には，視力や学力に応じた学校で教育を受ける。視力が0.1未満では，盲学校での文字による弱視教育が適している。視力が0.1以上あれば，普通学校の中にある弱視学級あるいは普通学級で教育を受けることができる。

中途失明者のリハビリテーション

　視覚障害を発生時期により，先天性あるいは生後早期に発生した障害と，社会生活をある程度経験したのち発生した後天的な障害とに分けることができる。後者を一般に中途失明者とよんでいる。

　中途失明者の対策としては，①身体障害者手帳および補装具の交付，②感覚訓練，③歩行訓練，④日常生活訓練，⑤職業訓練がある。

　身体障害者手帳および補装具は，居住地の福祉事務所を通して，身体障害者更

表 13-1　身体障害者福祉法等級表

級別	視　覚　障　害
1級	両眼の視力（万国式視力表によって測ったものをいい，屈折異常のある者については，矯正視力について測ったものをいう。以下同じ）の和が 0.01 以下のもの
2級	① 両眼の視力の和が 0.02 以上 0.04 以下のもの ② 両眼の視野がそれぞれ 10 度以内でかつ両眼による視野について視能率による損失率が 95％以上のもの
3級	① 両眼の視力の和が 0.05 以上 0.08 以下のもの ② 両眼の視野がそれぞれ 10 度以内でかつ両眼による視野について視能率による損失率が 90％以上のもの
4級	① 両眼の視力の和が 0.09 以上 0.12 以下のもの ② 両眼の視野がそれぞれ 10 度以内のもの
5級	① 両眼の視力の和が 0.13 以上 0.2 以下のもの ② 両眼による視野の 1/2 以上が欠けているもの
6級	一眼の視力が 0.02 以下，他眼の視力が 0.6 以下のもので，両眼の視力の和が 0.2 を越えるもの

生相談所（東京都は心身障害者福祉センター）の判定のもとに交付される。等級については表 13-1 に示す。なお，視覚障害は，視力障害と視野障害とに区分して認定し，それら両方が障害程度等級に掲げる障害に該当する場合は，重複障害認定の原則に基づき上位等級に認定することができる。

等級別指数と認定等級は，次のようになっている。

等級別指数	認定等級
1級：18	1級：18 以上
2級：11	2級：11〜17
3級：7	3級：7〜10
4級：4	4級：4〜6
5級：2	5級：2〜3
6級：1	6級：1

たとえば，視力が 2 級で視野が 2 級であれば，指数は合計 22 となり 1 級となる。このようにして計算すると，2 級と 3 級でも 1 級，3 級と 3 級，3 級と 4 級はともに 2 級である。その他の場合は，等級が異なれば高い級，同じであれば，一段階上の級となる。

職業は理学療法関連の仕事が主なものであるが，失明前の職業を継続したり，

電話交換手，速記タイピスト，コンサルタント，通訳などの職業も視覚障害者のために開発されている。

弱視者であれば，障害以前の職業を継続することが可能なことが多いが，この場合次に述べる弱視レンズを使用して初めてこれが可能となる場合もある。

弱視レンズ

弱視レンズとは，外界や文字を拡大する光学的補助具の総称である。眼鏡やコンタクトレンズでは矯正できない弱視児や弱視者が，教科書や黒板の字を見たり，新聞を読むときに使用する。たとえていえば，近くを見るときの"虫めがね"，遠くを見るときの"望遠鏡"の役目を果たすものである。視覚障害者の補装具としては，最も重要なものである。

弱視レンズの適応

弱視レンズは視力がよくなるのではなく，網膜像を拡大するものであるから，大きな字は読めるが小さな字が読めないという場合に用いるものである。したがって，ある程度以上の大きさのものが見えない人は弱視レンズを使用しても効果がない。また視力が悪くても，近づければ小さな字も読めるという場合には使用する必要がない。

視力についていえば 0.1 以上の人はだいたい読書が可能であるから，例外を除き 0.04～0.08 までの弱視者に適応者が多い。

弱視レンズの種類および使用目的

弱視レンズには，遠用および近用にそれぞれ眼鏡型，卓上型，手持ち型など各種ある。

1）遠用弱視レンズ

a）遠用望遠鏡眼鏡型弱視レンズ

とくに眼鏡型のものは，歩行用には視野が狭く，ぐらぐらした感じがするので使用できない。黒板，映画，テレビなど座って見るときに使用する（図 13-1）。倍率が大きくなると視野が狭くなるため 2～3 倍が適当である。

b）遠用望遠鏡携帯型弱視レンズ

主として，歩行中に遠くのものを見るときに使用する。駅名やバスの行先，看

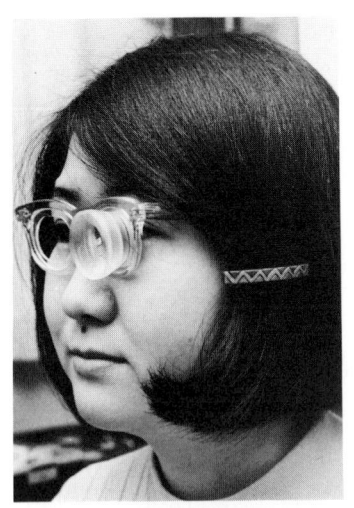

図 13-1　遠用望遠鏡眼鏡型弱視レンズ

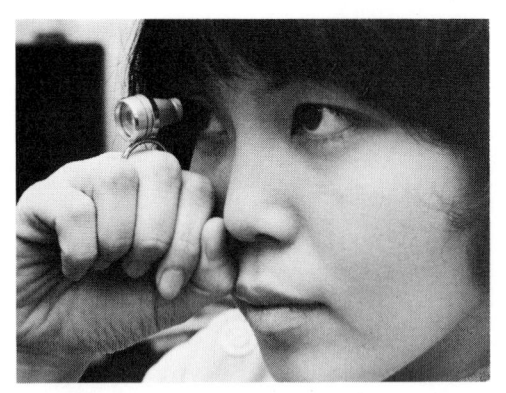

図 13-2　遠用望遠鏡携帯型弱視レンズ

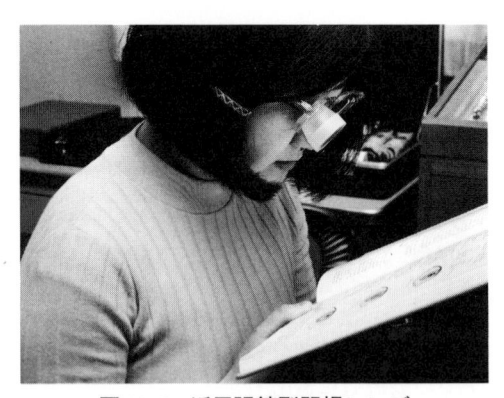

図 13-3　近用眼鏡型弱視レンズ

板の字を見るときや，黒板の字を書き写すときにも使うことができる（図 13-2）。したがって，軽くて小さいものがよい。眼鏡型と異なり 6 倍前後のものが用いられている。

2）近用弱視レンズ

a）近用眼鏡型弱視レンズ

新聞や本を持続して読む場合には，眼鏡型のものが適している。弱視レンズの中で最も需要の多いもので，種類も多くある（図 13-3）。

b）近用手持ち型弱視レンズ

"虫めがね"あるいは"ルーペ"として市販されているものと同じ型である。倍率は 2〜5 倍であるが低倍率のものが多く，手でたえず動かして見なければならないため，長時間の読書には不向きである。小さいものは携帯用としても使用

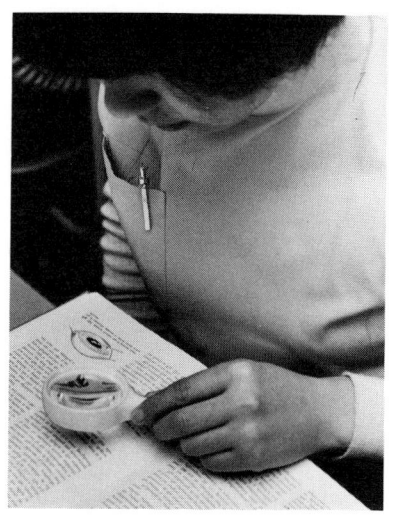

図 13-4　近用手持ち型弱視レンズ　　　　図 13-5　近用卓上型弱視レンズ

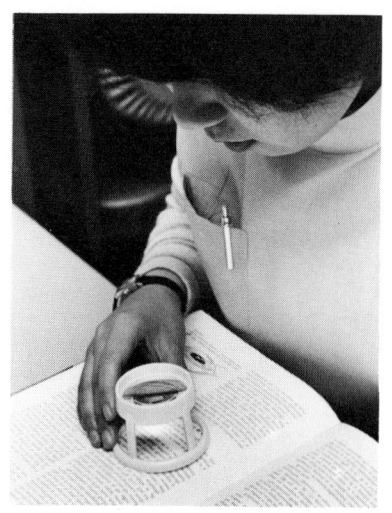

できる（図 13-4）。

　近用手持型の特殊なものとして，照明付きのものがある。これは，倍率が高くなると手元が暗くなるため，レンズの周囲を明るくして見やすくしたもので，10～20 倍まである。

c) 近用卓上型弱視レンズ

　手で持って使用すると疲れるため，本の上に置いて使用できるようにしたものである（図 13-5）。この型も，手持型と同様に倍率が低く，2～6 倍しかない。動かして見なければならない点は手持型と同じであるが，地図などを部分的に拡大して書き写したりするのには便利である。

弱視レンズ処方の実際

　弱視レンズの処方は，次の順序で行う。
　（1）眼科一般検査
　（2）レンズの型の決定
　（3）レンズの倍率の決定
　眼鏡型についてはさらに，
　（4）瞳孔距離
　（5）眼鏡ワクおよびつるの長さの決定

1）眼科一般検査

　視力と眼のその他の検査をする。

2) レンズの型の決定

レンズの型は，遠用，近用，遠近両用など使用目的に合うものの中から，実際にいろいろ試用して，いちばん使いやすいものを選ぶ。できるだけ多くの弱視レンズをそろえておき，検者は，使用目的にかなったものを一緒に選びだして，見るものにうまくピントが合わせられるよう指導する。焦点深度が浅いので，読書距離が合っていないと全く読むことができない。一応適当なものが定まったら30分以上は継続して試用させるとよい。短時間の検査では，実際に使用して具合悪いものを選んでしまうことがある。したがって，処方に際しては，十分検査を繰り返すとともに，型が決定したらさらに，1時間くらい試用させた後に処方することが望ましい。

3) レンズの倍率決定

レンズの型と同時に倍率も使用目的によって決定しなければならない。大きな字の教科書を読むときと，小さな字の辞書を見るときとでは倍率が異なる。

弱視レンズのセットの種類によっては，付属の近距離視力表により得た視力から，必要倍率を換算できる表が付いているものもある。一般には，普通の近距離視力0.1で0.4相当の文字を読みたいときには4倍のレンズを用いるという換算の方法が簡単である。一般の印刷物に用いてある文字の大きさと，それを読むのに必要な視力との関係を表13-2に示した。このような，近距離視力から換算する方法は，あくまでもだいたいの見当をつけるためにとどめ，実際に読みたいものを読ませて決定するのがよい。

倍率は，高ければよいというものではなく，必要なものが見える最低のものを選ぶ。これは，倍率が高くなると視野が狭くなって，見るためにはかえって不便になるからである。したがって，使用目的によって2～3種類の倍率をそろえたほうがよい場合もある。

4) 瞳孔距離および眼鏡ワク(枠)

眼鏡型のものについては，瞳孔距離が必要である。弱視レンズを使用する弱視者では，中心で必ずしも見ていないことがある。したがって，実際に装用させていちばん見やすい位置を測定し，瞳孔距離とする。

現在，弱視レンズのほとんどの種類が，国産の眼鏡ワクにはめることができるので，眼鏡店で顔に適合するワクを選ぶのがよい。直接外国に注文するときには，つるの長さも指定する。

表 13-2 近用に必要な視力

印刷物	活字の大きさ	必要な視力	
		かな	漢字
教 科 書	16 ポイント	0.1	0.2
〃	10.5 ポイント	0.2	0.3
新 聞	9 ポイント	0.3	0.4
一般書籍	8 ポイント	0.4	0.4, 0.5
辞 書	6 ポイント	0.5	0.6

弱視レンズの使用法

　弱視レンズは，常用するものではなく必要に応じて使用するものであるから，使用者の年齢，職業などによっても使用時間は異なってくる。

　使用し始めたときは，疲れたり，頭が痛くなることがある。このような場合には使用する時間を日を追って延長させていく。また，視野が狭いため，行を間違えて読んだり，読みたい所がなかなか捜せない，本を読むのに時間がかかりすぎるというようなことがある。しかし，慣れるに従って次第にこれらのことはおこらなくなる。慣れた人では 4～5 時間持続して使用しても疲れない。

拡大映像設備

　小さい字が見えない場合には，①見るものを近づけてみる，②文字を拡大印刷する，③弱視レンズを使用する，などの方法がある。弱視レンズには属さないが，文字を拡大して見る装置としてテレビを利用する方法があり，次に示す弱視用拡大読書器がある。これはモニターテレビを使えば集団教育用にも利用できる。

弱視用拡大テレビ

　弱視用拡大テレビは，ビデオカメラを用いて，手元の文字をモニター上に拡大提示するものである。"弱視用拡大テレビ"，"弱視用テレビ"，"CCTV（閉回路テレビ closed-circuit television)"，"ビデオ拡大器 videomagnifier" などの名称があり，国産，外国製合わせて数種のものが市販されている。高価なこともあって，個人ユーザーはまだ少数である。

　また弱視用拡大テレビは，近用と遠近両用，モノクロとカラー，据置型と携帯型とがあるが，読書用としては，モノクロで，据置型の近用専用が適している

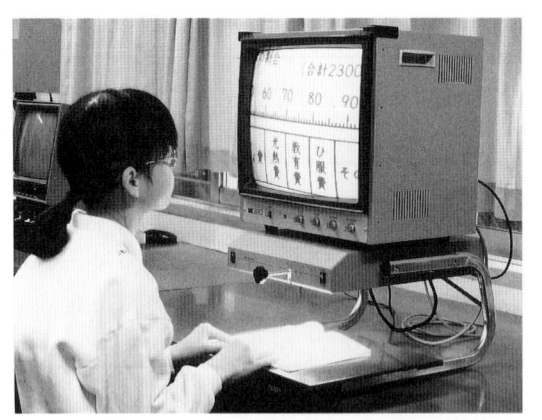

図 13-6　近用弱視型拡大テレビ

（図 13-6）。

　【特徴】弱視眼鏡と比較して，①高倍率の映像が広い視野で得られる，②拡大率を広範囲に連続して変更できるので，進行性の疾患でも障害の程度に合わせた対応が容易である，③視距離を一定に保つ必要がなく，画面から離して見ることができる，④コントラストが調整できるので不鮮明な印刷物でも読める，⑤読書だけでなく書くときにも使用できる，などの長所がある。短所としては，①大型で容易に携帯できないこと，②高価なことがあげられる。

　【取り扱い】弱視用拡大テレビは，操作そのものは比較的容易である。しかし，倍率，ピント，コントラストの調整など実際に読む物ごとに合わせなければならないので，使い方に慣れることが必要である。

■参考図書

[検査法関連]
1) 丸尾敏夫・小口芳久・西信元嗣・澤　充・湖崎克(編)：眼科検査法ハンドブック, 第3版, 医学書院, 1999.

[屈折異常・眼光学・眼鏡関連]
2) 丸尾敏夫・湖崎克・所　敬・西信元嗣・加藤桂一郎(編)：屈折異常と眼鏡, 第3版, 医学書院, 1994.
3) 日本眼科医会(監), 湖崎克・所　敬・西信元嗣(編)：眼科診療のための眼鏡ハンドブック, 医学書院, 1990.
4) 所　敬：屈折異常とその矯正, 第3版, 金原出版, 1997.
5) 西信元嗣(編)：眼光学の基礎, 金原出版, 1990.

[コンタクトレンズ関連]
6) 眞鍋禮三, 湖崎克, 西信元嗣, 山本節, 濱野光(編)：実際コンタクトレンズ, 医学書院, 1986.
7) 湖崎克・西信元嗣・加藤桂一郎(編)：コンタクトレンズ診療最前線, 第2版, 金原出版, 2000.

索 引

●欧文

EOG　181
ICG 蛍光眼底造影　180
OMA（ophthalmic medical assistant）　2
　──の業務　5
　──の講習会カリキュラム　3
ORT（orthoptist）　1
PD メーター　161
VDT 作業　153
VEP　181

●あ

アイパッチ　62,104
アコモドポリレコーダー　151
アコモドメーター　174
アダプトメーター検査　176
アッベ数　38
アトピー白内障　96
アトロピン　54
アニサイコニア（テスト）　52,175
アノマロスコープ　176
アレルギー性結膜炎　80,92
悪性近視　59
圧迫偶角検査　178
暗順応　50
暗点　47

●い

1色型色覚　49
イリスコーダー　178
インドシアニングリーン　180
異常 3 色型色覚　50
異常頭位　117
石原式近点計　150
一般瞳孔検査　178
色収差　32
咽頭結膜熱　91

●う

ウイルス性結膜炎　90
受付の意義　7
内よせ　53
雲霧法　145

●え

エステジオメーター　177
円蓋部結膜　25
円錐角膜　93
円柱レンズ　36
　──の転換法　43
炎症性疾患　74
遠見視力　45,101
遠視　60
　──の矯正　35,61,154
　──の症状　61
　──の調節　60
遠視性単乱視　41
遠視性複乱視　41
遠視性乱視　63
遠点　58
遠用弱視レンズ　185
遠用望遠鏡眼鏡型弱視レンズ　185
遠用望遠鏡携帯型弱視レンズ　185

●お

オート型オフサルモメーター　135
オートケラトメーター　135
オートレフラクトメーター検査法　133,141
オーバーレフラクトメトリー　169
オフサルモメーター　134
おおい試験　116

凹レンズ　34
黄斑　22
大型弱視鏡　128
大型弱視鏡検査　175

●か

カバーテスト　116
カルテの作成　8
ガラスレンズ　38
下斜位　51
下斜筋　26
下直筋　26
下転　26
可視光線　30
仮性近視　60
仮性同色表　123
　──の種類　124
花粉症　80
家族歴　18
会計　11
回折　32
回旋運動　28
開散　53
開散運動　28
開散麻痺　53
開放偶角緑内障　76,96
外眼角　25
外眼筋　26
　──の起始部　27
　──の作用　51
　──の付着部位　27
外眼部検査　125
外斜位　51
外斜視　85
外傷性白内障　95
外直筋　26
外転　26
外麦粒腫　89
外方回旋　28

索引

角膜　19
　――の構造　20
　――のフルオレセイン染色
　　　　　　　　　　　　168
角膜炎　93
角膜潰瘍　93
角膜屈折検査法　134
角膜形状解析装置　135
角膜検査　177
角膜実質　19
角膜上皮　19
角膜真菌症　74
角膜知覚検査　177
角膜頂点　20
角膜直径測定法　136
角膜トポグラフィー　135
角膜内皮　19
角膜反射試験　116
角膜ヘルペス　93
角膜乱視　62
角膜輪部　20
学習能率向上のための屈折矯正
　　　　　　　　　　　　154
学校近視　59
片眼→へんがん
滑車　26
川本繃帯　104
杆体　22
看護婦　1
患者の呼び出し　8
患者への態度　6
間欠性斜視　84
感覚網膜　22
眼圧　54
　――の異常　55
眼圧検査　122,178
眼位　51
　――の矯正　84
眼位(ずれの)検査　119,175
眼位性眼振　117
眼窩　29
眼科医療従事者　1
　――に望むこと　4
眼科検査の助手　2
眼科処方箋　158
眼球　19
　――の経線　41
　――の構造　20
眼球運動　26,51
　――の異常　52
　――の正常範囲　28
眼球運動検査　175

眼球外膜　19
眼球結膜　25
眼球中膜　19
眼球突出検査　177
眼球内の水の循環　54
眼球内膜　19
眼球付属器　25
眼鏡　152
　――とコンタクトレンズの比較
　　　　　　　　　　　　164
　――の正しい前傾角度　113
眼鏡検査　105,173
眼鏡処方箋　10,160
眼鏡使用のプログラム　156
眼鏡調整の問題点　157
眼鏡用遮閉器　103
眼鏡レンズの種類　38
眼鏡ワク検査　112
眼鏡ワクの構成　113
眼筋　26
眼筋麻痺　52
眼瞼　25
眼瞼炎　88
眼瞼下垂　25,87
眼瞼挙筋　25
眼瞼結膜　25
眼瞼内反症　86
眼疾患，症状から考えられる　15
眼振（眼球振盪）　52
眼性斜頸　117
眼精疲労　61,63,69
　――と老視　132
　――の管理と治療　70
　――の種類　69
眼底各部の名称　22
眼底検査　179
眼底疾患　97
眼底写真　180
眼電図(EOG)　181
眼房　23
眼輪筋　25

● き

9方向眼位　118,180
既往歴　17
器械近視　131
偽近視　60
偽内斜視　85
逆行　137
求心狭窄　48
急性出血性結膜炎　91
球結膜　25

球面レンズ　34
牛眼　97
教育弱視　182
強主経線　62
強膜　20
矯正視力　45,100
矯正レンズの表し方　41
局所麻酔薬　82
近見時瞳孔間距離　163
近見視力　45,101
近見視力検査　113
近視　58
　――の矯正　35,60,154
　――の種類　59
　――の症状　60
近視性単乱視　41
近視性複乱視　41
近視性乱視　63
近点　58
近用眼鏡　37
近用眼鏡型弱視レンズ　186
近用弱視レンズ　186
近用専用眼鏡の光学中心位置
　　　　　　　　　　　　113
近用卓上弱視レンズ　187
近用手持ち型弱視レンズ　186
近用に必要な視力　188
筋性眼精疲労　70,132
筋電図(EMG)　181

● く

クロスシリンダー法　148
グレア検査法　173
偶角鏡　178
隅角検査　178
屈折　30,56
　――の経年変化　58
屈折異常　57
　――，小児の　132
　――，青少年の　131
　――の種類　58
屈折(異常)性弱視　62,86
屈折外来の手順　133
屈折矯正　152
　――，学習能率向上のための
　　　　　　　　　　　　154
　――，視覚発達を促すための
　　　　　　　　　　　　154
　――，社会生活向上と眼精疲労
　　を配慮した　154
　――の目的　152
屈折検査　130,173

索引

屈折性遠視　60
屈折性近視　59
屈折性内斜視　62
屈折性不同視　65
屈折度の表し方　41
屈折力　34

●け

ケラトメーター　134
形態覚刺激遮断弱視　86
蛍光眼底造影　180
血管拡張薬　83
血管壁強化薬　83
結膜　25
結膜アレルギー　74
結膜炎　90
結膜下出血　93
結膜検査　177
健康保健の料金　11
検影法　136
検眼レンズ交換法　143
瞼結膜　25
瞼板筋　25
瞼裂　25
顕性遠視　60
現症の経過　13

●こ

コールド滅菌　171
コンタクトレンズ　164
　——と眼鏡の違い　164
　——の化学消毒法　171
　——の眼合併症　172
　——の種類　165
　——の処方　169
　——のフィッティング　171
　——の名称　171
コントラスト視力検査　173
コンピュータの取扱い　12
ゴールドマン眼圧計　178
ゴールドマン視野計　129
光覚　50
　——の異常　50
光覚検査　176
光線束の種類　33
交代遮閉試験　120
抗アレルギー薬　80
抗ウイルス薬　74
抗菌薬　72
抗真菌薬　74
抗生物質　72
抗白内障薬　80

抗緑内障薬　76
虹彩　21
後焦線　62
後頂点　34
後天色覚異常　50
後房　23
恒常性内斜視　85
高ガス透過性ハードコンタクトレンズ　166
高血圧　17
合成抗菌薬　72
混合乱視　41,63

●さ

再診患者の受付　8
細隙灯顕微鏡検査　177
最小錯乱円　62
雑性乱視　63
散瞳　21,54,118
霰粒腫　89
残像検査法　175

●し

シェッツ眼圧計　178
シルマー法　168
ジオプター　34,58
しろそこひ　95
紫外線　30
視覚障害児　183
視覚障害の種類　182
視覚の伝導路　24
視覚発達を促すための屈折矯正　154
視覚誘発電位(VEP)　181
視器の構造　19
視差　52
視診　125
視神経　24
視神経線維　21
視神経乳頭　22
視的学習　152
視能訓練士　1
視野　46
　——の異常　47
　——の定義　46
　——の広さ　47
視野狭窄　47
視野検査　176
視野障害と視機能　49
視力　44
　——の異常　46
　——の種類　45

　——の単位　45
　——の定義　44
視力検査　100,173
視力障害　63
視力表　45
自覚的視力　101
字づまり視力　45,101
字ひとつ視力　45,101
色覚　49
　——の異常　49
色覚検査　123,176
色素残留試験　177
軸性遠視　60
軸性近視　59
軸性不同視　65
社会弱視　182
社会生活向上と眼精疲労を配慮した屈折矯正　154
斜位　51
斜視　52,84
　——の定性検査　116
　——の瞳孔間距離　163
　——の二次検査　126
斜視弱視　86
斜乱視　63
遮光レンズ　32
遮閉(-非遮閉)試験　116,119
弱視　86,182
　——の視力　44
弱視(医学的)　61,64
弱視学級　183
弱視用拡大テレビ　189
弱視レンズ　185
　——の使用法　189
弱主経線　62
手術の予約　10
主訴　13
収束光線束　33
周辺視野　47
重症筋無力症　87
縮瞳　21,54
春季カタル　92
処方箋の発行　10
初診患者の受付　8
小児
　——の眼鏡使用　156
　——の屈折異常　132
　——の視力検査　104
　——の瞳孔間距離　163
症状から考えられる眼疾患　15
硝子体　23
硝子体検査　179

焦点　34
焦点距離　34
睫毛　25
上下運動　28
上下筋　52
上斜位　51
上斜筋　26
上斜視　85
上直筋　26
上転　26
職業，目を使う　18
身体障害者福祉法等級表　184
神経性眼精疲労　70,132
新標準近距離視力表　114

● す

ステレオテスト　121
ステロイド白内障　76
ステロイド薬　74
ステロイド緑内障　76
ストリークレチノスコープ　138
スペキュラーマイクロスコープ　177
スペクトル　30
スポットレチノスコープ　136
スリットランプ　177
水晶体　23
　——の構造　23
　——の変化，調節による　23
水晶体核　23
水平運動　27
水平筋　52
錐体　22
随意遠視　61

● せ

正位　51
正視　57
正常眼圧緑内障　76,96
正常視野　47
正乱視　62
成人遠見時瞳孔間距離　162
成人の眼鏡使用　157
青少年の屈折異常　131
静的屈折　57
静的検影法　136
静的視野　46,130
赤外線　30
赤緑色覚異常　50
絶対遠視　61
先天眼瞼下垂　87
先天色覚異常　49

先天白内障　95
先天緑内障　97
線条レチノスコープ　138
潜伏遠視　60
潜伏眼振　46
全遠視　61
全色盲　49
全身投与薬　83
全身の既往歴　17
前眼部(一般)検査　168,177
前焦線　62
前房　23
前房隅角　24
前房隅角検査　178

● そ

ソフトコンタクトレンズ　166
装用眼鏡の情報　18
総腱輪　26
続発緑内障　97
外よせ　53

● た

ターレット式自覚検眼器法　146
他覚的屈折検査法　136
他覚的自動屈折検査器　133
他覚的視力　101
他覚的視力検査　173
他覚的調節検査　173
多焦点レンズ　39
単位の視標　45
単一視標　45
単眼複視　63
単純近視　59
単乱視　63

● ち

チン小帯　23
中間透光体　23
中心暗点　49
中心暗点計　176
中心窩　22
中心外視力　44
中心視野　47
中心視力　44
中心性脈絡網膜症　97
中途失明者　183
中和　137
昼盲　22,50
頂点(間)距離　152,160
頂点屈折計　105
超音波検査　181

調節　22,37,56,57
　——による水晶体の変化　23
調節異常の種類と症状　65
調節近点検査　150
調節けいれん　68
　——の症状と治療　69
調節検査　173
調節衰弱　68
　——の症状と治療　68
調節性眼精疲労　63,69,132
調節性内斜視　62,85
調節麻痺　67
　——の症状と治療　68
調節力　58
直像眼底検査　179
直乱視　63

● つ

ツインチャート　102

● て

ディスポーザブルコンタクトレンズ　167
デスメ膜　19
手持ち眼圧計　178
手持ち眼底カメラ　180
低視力者の視力検査法　173
点眼薬の使い方　71
点眼薬の副作用　72
点状検影法　137
点状表層角膜症　93
電気生理検査　181
電磁波のスペクトル　30
電話の応対　11

● と

ドット視力表　105
投影式視力表　103
投影式レンズメーター　111
投薬　10
倒像眼底検査　179
倒乱視　63
透明組織　19
糖尿病　17
糖尿病白内障　95
糖尿病網膜症　99
同行　137
同名半盲　48
動眼神経麻痺　87
動的屈折　57
動的検影法　141
動的視野　46,130

索引　197

瞳孔　21,53
　——の異常　54
　——の機能　53
　——の近見反射　53
　——の対光反射　53
瞳孔括約筋　21,26,53
瞳孔(間)距離計　161
瞳孔検査　178
瞳孔散大筋　21,26,53
瞳孔薬　80
凸レンズ　34

● な

内因性真菌性眼内炎　74
内眼角　25
内眼筋　21,26
内眼筋麻痺　68
内斜位　51
内斜視　62
内直筋　26
内転　26
内麦粒腫　89
内方回旋　28
涙の循環　27

● に

2色型色覚　50
二重焦点レンズ　40
二色テスト　146
入院案内　10
乳児斜視の診断　116

● ね

粘弾性物質　82

● の

ノンコンタクト眼圧計　122
脳の視中枢　19

● は

ハードコンタクトレンズ　166
バゴリニ線条レンズ検査法　175
パーキンス眼圧計　178
パネル D-15 検査　176
パルス療法　76
媒質　30
白内障　23,95
麦粒腫　89
発散光線束　33
原田病　95
反射　30
反射光線　31

反対回旋　28
反復近点検査　68,151
半盲　47
万能距離計　136

● ひ

100 hue テスト　176
ヒーロン　83
ヒルシュベルグ試験　116
ビデオケラトグラフィー　135
ピロカルピン　54
ピンセット引っ張り検査　175
ひき運動の検査　117
非ステロイド系抗炎症薬　76
非接触眼圧計　122
飛蚊症　98
微生物検査　177
鼻涙管閉塞　89
光
　——の屈折率　30
　——の性質　30
　——の速度　30
光凝固　98
標準視力検査　102
標準単一視力検査　104
病的近視　59

● ふ

フォトケラトスコープ　168
フォトスリットカメラ　180
フリクテン　92
フリッカー視野計　176
フルオレセイン　180
フレームの選択　160
ブリュッケ筋　22
プラスチックレンズ　39
プリズム　33
　——の処方　34
プリズム効果　36
プリズムジオプター　34
プリズム遮閉試験　126
プレンティスの法則　36
ぶどう膜　21
ぶどう膜炎　94
不正乱視　62
不同視　65
　——の矯正　155
不同視弱視　62,86
不等像視　52
不等像性眼精疲労　70,132
副涙腺　26
複視　52

複乱視　63
輻湊　53
輻湊運動　28
輻湊検査　114
輻湊麻痺　53
分散　32

● へ

ヘススクリーン検査　175
ヘルテル眼球突出計　177
ベーチェット病　95
平行光線束　33
平面鏡による検査　136
併発白内障　96
閉塞隅角緑内障　96
片眼視力　45,101
偏光　32
偏心　36

● ほ

ボーマン膜　19
放射線乱視表　147
防眩レンズ　32
房水　24
　——の産生　21
望遠レンズメーター　108

● ま

マドックス小杆正切尺法　175
マドックス小杆による眼位の反応　127
マリオット盲点　47

● み

ミューラー筋　22
脈絡膜　22

● む

むき運動の検査　117

● め

メジャーによる瞳孔間距離測定法　162
メニスカスレンズ　39
眼　37
　——,光学系としての　37
　——とカメラの光学　56
　——とレンズとの関係　37
　——の既往歴　17
　——の乱視軸　41
明順応　50
免疫・アレルギー検査　177

綿糸法　168

●も

毛様小帯　23
毛様体　21
毛様体筋　26
盲　182
盲学校　183
網膜　22
　──の構造　22
網膜色素上皮　22
網膜色素変性　50,99
網膜電図(ERG)　181
網膜剝離　59,97
目的視距離　160
問診　12
　──の意義　12
　──の項目　13
問診者の心がまえ　12
問診表の一例　14

●や

夜盲　22,50

●ゆ

融像　52

●よ

よせ運動　117
予備検査　100
予約外の患者　9
予約患者の受付　9
読み分け困難　45
翼状片　92

●ら

ラウビチェック型回転式乱視表
　　　　　148
ラングステレオテスト　121
ランタンテスト　176
ランドルト環　44
裸眼視力　45,100
乱視　62
　──の矯正　36,63,155
　──の屈折　63
　──の種類　62
　──の症状　63
　──の見え方　65
乱視表検査法　147

●り

立体眼底写真　180
立体視　52
立体視試験　121
流行性角結膜炎　91
両眼開放視力　101
両眼視　24,52
　──の異常　52
両眼視機能検査　175
両眼視力　45
両耳側半盲　48
良性近視　59
量的動的視野　46
緑内障　55,96
臨界角　31

●る

涙液・涙道検査　177

涙器　26
涙腺　26
涙点　25,26
涙道　26
涙道造影　177
涙囊　26
涙囊炎　89
涙膜破壊時間　168
累進多焦点レンズ　40

●れ

レチノスコープによる検査　138
レチノスコピー　138
レンズ　36
　──の記号　159
　──の種類　160
　──のプリズム作用　36
レンズメーター　105
　──による計測　109
　──の使い方　107,110
連続近点検査　151

●ろ

ロービジョン　86,182
老視　23,57,66
　──,眼精疲労と　132
　──の矯正　67,155
　──の症状　67
　──の発生　66
老人性眼瞼下垂　87
老人性白内障　95

●わ

ワース4灯器検査　175